患者さんのための
フローチャート漢方薬

新見正則 帝京大学 医学部 外科 准教授

私の症状に合う漢方はあるかしら…

診察前に読んでおくとドクターに相談しやすい！

待合室常備本

株式会社 新興医学出版社

Patients can choose Kampo medicine using Flow chart

Masanori Niimi, MD, DPhil, FACS

© First edition, 2015 published by
SHINKOH IGAKU SHUPPAN CO. LTD., TOKYO.
Printed & bound in Japan

はじめに

　現代西洋医学ですべての訴えや症状が治れば漢方の出番は多くはありません．ところが，多くの方が，西洋医学では治らないと言われている症状や訴えで悩み，西洋医学で大分良くなったがさらに良くなりたいと希望し，西洋医学では病気ではないという病気予備軍的な訴えで困っています．つまり西洋医学では不十分なとき，西洋医学が合わないときなどに昔の叡智の結晶である漢方が結構役に立つのです．

　では漢方の恩恵にあずかることは高価で難しいのでしょうか．そんなことはありません．日本では約150種類の漢方薬エキス剤が健康保険で認められています．そして，医師の処方せんがあれば，どなたでも安価で安全な漢方薬の恩恵にあずかれるのです．

　しかしながら，医師のなかにも漢方は効かないと食わず嫌いで思い込んでいる人も多く，また使ってはみたいが使用方法がわからない医師も少なくないのです．まず，「先生は漢方を処方してくれますか？」と尋ねましょう．そして自宅の近くに，職場の近くに漢方に好意的な医師を捜しておきましょう．その医師は漢方だけの専門家である必要はありません．むしろしっかりした西洋医で，そして漢方ファンである医師がよいと思っています．

　漢方薬は西洋医学的病名がない時代の知恵です．西洋医学的病名という仲人があれば，症状や訴えと治療薬が高率に結びつきます．漢方は西洋医学的な知恵がないので，現代的思考からは一見胡散臭いような漢方理論で処方選択の有効性を高めているのです．そんな漢方ですが昔の知恵ですので，難しい医学部で習うような詳細な知識は不要です．みなさんも少々勉強して，そして漢方に好意的な医師と，「まずこの漢方エキス剤をトライしてみよう」，「効かない時はつぎにこれをトライしてみよう」と一緒に，自分自身に最適な漢方エキス剤を探せばよいのです．そのための道標となる本です．

2015年6月吉日

新見　正則

モダン・カンポウとは

トラディショナル漢方

漢方医が処方する
煎じ薬に重きを置く
すべての病気を治したい

仮想病理概念に基づく
有効性は比較的高い
漢方医が処方を決める

　西洋医学が発達する前の時代では，急性期疾患も当然に漢方で治しに行こうとしました．しかしながら，感染症が猛威を振るい抗生物質がない時代に，漢方だけで対応するには相当の覚悟が必要でした．漢方処方を間違えると，死につながる可能性も十分にありました．だからこそ，しっかり勉強してから漢方を処方するように戒めたのです．古典をしっかり読むように，腹診，舌診，脈診などの漢方診療は当然にマスターし，漢方理論に親しみ，師匠のもので十分な経験を積んでから漢方を処方するように戒めました．

　現代医学の進歩は素晴らしく，感染症に対しては抗生物質が登場し，公衆衛生の意識が高まり，サイエンスが格段に進歩し，明治になって漢方は表舞台から降壇しました．しかし，西洋医学の進歩が進めば進むほど，西洋医学では治らないような訴え

どういうことか

モダン・カンポウ
（西洋医の補完医療の漢方）

→ 西洋医が処方する
→ エキス剤しか使用しない
→ 西洋医学で治らないものがメインターゲット
→ 現代医学的な視点からの理解を
→ 効かない時は順次処方変更をすればよい
→ 医師と患者さんが一緒に適切な処方を探す

や症状が存在することがわかってきました．そんな西洋医学では困っている人々が昔の知恵の叡智を使用することは理にかなっています．そして，結構漢方薬が有効であることを実感できます．漢方が再び，表舞台に登壇してきたと思っています．西洋医学と一緒に舞台に上がっているのです．

そんな時に漢方を，そして気軽に保険診療漢方エキス剤を使用することが，モダン・カンポウの立ち位置です．困っている人と医師が一緒に最適な漢方薬を探すことがモダン・カンポウの処方選択方法です．昔の知恵ですので現代西洋医学のように打率は高くないこともあります．むしろ「最初から当たらないかもしれない」と思いながら，いろいろと漢方薬を探していくことを楽しみましょう．

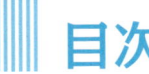

目次

はじめに……………………………………………………iii
モダン・カンポウとはどういうことか……………………iv
本書の特徴・使い方…………………………………………x

自分の症状にはこれかな？ ………………… 1

●春を乗り切る………………………………………… 2
花粉症…………………………………………………… 2
うつ状態やうつ病……………………………………… 4

●夏を乗り切る………………………………………… 6
夏バテ・暑さ負け……………………………………… 6
食べる気がしない……………………………………… 8

●秋を乗り切る…………………………………………10
眠れない①………………………………………………10
眠れない②………………………………………………12

●冬を乗り切る…………………………………………14
しもやけ…………………………………………………14
異常にのどがかわく……………………………………15
風邪にかかりたくない…………………………………16
インフルエンザ…………………………………………18
冷え症……………………………………………………20
呑む前・二日酔い………………………………………22

●お腹の悩み……………………………………………24
便秘①……………………………………………………24
便秘②……………………………………………………26
下痢（西洋薬がきかない）……………………………28
胃もたれ，ムカムカ，胸焼け…………………………30
シクシク・キューの腹痛………………………………32
お腹にガスが溜まったら………………………………34

●肌の悩み………………………………………………36
にきび・吹き出もの……………………………………36
手荒れ・ひび・あかぎれ………………………………38
じんま疹…………………………………………………40

88002-190 **JCOPY**

vi

目　次

　　湿疹・アトピー①……………………………………42
　　湿疹・アトピー②……………………………………44
　　湿疹・アトピー③……………………………………46

● **風邪をこじらせない** ………………………………… 48
　　何となく風邪っぽい…………………………………48
　　熱が出たら①（筋肉質のスポーツマンタイプ）………50
　　熱が出たら②（ややがっちりタイプ）………………52
　　熱が出たら③（やや弱々しいタイプ）………………54
　　熱が出たら④（虚弱な人，華奢な人）………………56
　　痰の多い咳……………………………………………58
　　いつまでもやまない空咳……………………………60

● **元気になりたい** ……………………………………… 62
　　しびれ…………………………………………………62
　　めまい①………………………………………………64
　　めまい②………………………………………………66
　　たちくらみ……………………………………………68
　　疲れ・だるさ…………………………………………70

● **生活習慣病** …………………………………………… 72
　　高血圧の人に…………………………………………72
　　心臓のドキドキを感じたら…………………………74
　　がっちりした体格の肥満の人に……………………76
　　水太りタイプの肥満の人に…………………………78

● **年齢を感じたら** ……………………………………… 80
　　しゃくだけど昔と違う………………………………80
　　男女を問わず更年期もどき…………………………82

● **人に言えない悩み** …………………………………… 84
　　膀胱炎と言われたら…………………………………84
　　イボ痔…………………………………………………86
　　おしっこが近い………………………………………88
　　インポテンツ…………………………………………90
　　悪夢……………………………………………………92

●女性の悩み　94
　生理がくると楽になる人に…………………………94
　経血量が多い人に……………………………………96
　生理・妊娠・出産の悩みに…………………………97
　妊娠中にも漢方………………………………………98
　乳腺痛………………………………………………100
　不妊症・習慣性流産………………………………101
　体格で飲み分ける漢方薬…………………………102

●子どもの悩み　104
　おねしょ……………………………………………104
　夜泣き………………………………………………106
　子どもの常備薬……………………………………108
　しょっちゅうお医者さんにかかる子どもに……110

●痛みを治す　112
　脈打つ頭痛（片頭痛）……………………………112
　いろいろな頭痛に…………………………………114
　神経痛には…………………………………………116
　骨や関節，筋肉の痛みに…………………………118
　腰痛が病の人に……………………………………120
　ぎっくり腰…………………………………………122
　膝に水が溜まる人に………………………………124
　歩くと脚が痛い……………………………………126
　むちうちや手のしびれ……………………………128
　打ち身・打撲………………………………………130
　坐骨神経痛…………………………………………132
　帯状疱疹と言われたら……………………………134
　尿管結石と言われたら……………………………136

●ちょっとコワい病気　138
　腸閉塞を繰り返したら……………………………138
　肝炎になってしまったら…………………………140
　喘息で苦労している人に…………………………142
　COPDで苦しんでいる人に　　　　　　　　144
　透析の人に…………………………………………146
　入院してしまったら………………………………148
　がんになってしまったら…………………………150

抗がん剤の副作用に……………………………… 152
　　最期まで元気に…………………………………… 154

● **鼻と口の悩み** ……………………………………… 156
　　鼻づまりやちくのう……………………………… 156
　　のどの腫れに……………………………………… 158
　　鼻血で困ったら…………………………………… 159
　　のどがせまいと感じたら………………………… 160
　　口内炎……………………………………………… 162

● **目の悩み** …………………………………………… 164
　　花粉症による目のかゆみ………………………… 164

● **足のむくみ** ………………………………………… 166
　　足がつる…………………………………………… 166
　　下肢静脈瘤と言われたら………………………… 167
　　リンパ浮腫と言われたら………………………… 168

● **突然の困った！** …………………………………… 170
　　しゃっくり………………………………………… 170

● **私だけおかしいの？** ……………………………… 172
　　手足のほてり……………………………………… 172
　　のぼせ……………………………………………… 174

● **海外・旅行・出張・駐在に** ……………………… 176
　　海外旅行用漢方セット…………………………… 176

● **イライラしたら** …………………………………… 178
　　認知症にも………………………………………… 178

おわりに………………………………………………… 180
参考文献・参考資料…………………………………… 181
索引……………………………………………………… 183

本書の特徴・使い方

- どこから読み始めて頂いても大丈夫です．
- この本で効きそうな漢方薬を見つけて，漢方好きの医師と相談してください．
- エキス剤の番号は多くの製薬会社で共通です．

　漢方を処方していると患者さんからたくさん勉強させてもらいます．漢方は患者さんの症状を治すものにて，患者さんこそが，どのくすりが自分に一番有効かを知っているからです．どんなに経験を積んでも医者はこんな症状には，こんな漢方が効くことが多いという経験値が増えるだけです．そんな経験値を書籍にしたものが，『フローチャート漢方薬治療』で医師向けのベストセラーになりました．そのなかの3章「疾患別処方フローチャート」の順番を患者さん向けに並べ替え，患者さん向けの解説を加えたものがこの書籍です．患者さんが自分で自分に合いそうな漢方薬を探せるようになっています．この本を参考に，漢方好きの医師と一緒に適切な漢方薬を探すことを楽しんでください．答えは患者さんご自身が持っているのですよ．医師の方は是非診察室に1冊患者さんのために常備してください．

　なお，本書で記載されている漢方薬の番号は，株式会社ツムラの製品番号に準じています．

★待合室にモダン・カンポウのポスターを貼って，診察待ちの患者さんに本書で予習してもらいませんか？ ご希望の先生にはポスターを実費にてお分けいたします．ご連絡は小社営業部（info@shinkoh-igaku.jp）まで．

自分の症状には
これかな？

花粉症

どんな花粉症にも
小青竜湯 (しょうせいりゅうとう) ⑲

1包・1日3回 食前

花粉症であればまずこれをトライします．そして様子をみます．

効果なし

効果あり

ドキドキ，ムカムカ

　昔は花粉症の多くが小青竜湯で治りました．今は違います．抗アレルギー薬を飲んでいる人が多いからです．でも小青竜湯から開始です．小青竜湯を内服して体の反応をみて，次の処方を考慮します．麻黄附子細辛湯や苓桂朮甘湯を併用することもあります．有効であれば当然小青竜湯は続行．無効時は越婢加朮湯に変更です．薏苡仁湯でも効果があります．薏苡仁湯や越婢加朮湯でムカムカ感が出るときは中止です．小青竜湯ですでにムカムカ・ドキドキ感が生じるときは苓甘姜味辛夏仁湯に変更です．辛夷清肺湯や葛根湯加川芎辛夷も次のチョイスです．

自分の症状にはこれかな？

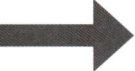
越婢加朮湯
1包・1日3回食前 ㉘

麻黄が1日量で6g入っています．小青竜湯より強力ですが，ドキドキ，ムカムカの頻度も高いです．

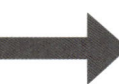
小青竜湯を続行
1包・1日3回食前 ⑲

抗アレルギー薬から解放されなくても，内服量が減ります．

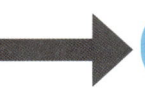
苓甘姜味辛夏仁湯
1包・1日3回食前 ⑲

小青竜湯の麻黄でムカムカするときには，こちらです．麻黄は含まれていません．苓桂朮甘湯も有効なことがあります．

漢方の名前の由来　構成生薬をすべて羅列している

苓甘姜味辛夏仁湯の構成生薬は茯苓＋甘草＋乾姜＋五味子＋細辛＋半夏＋杏仁の7種類で，すべて記載されています．同じように，苓桂朮甘湯（茯苓＋桂皮＋蒼朮＋甘草），麻杏甘石湯（麻黄＋杏仁＋甘草＋石膏），芍薬甘草湯（芍薬＋甘草），甘麦大棗湯（甘草＋小麦＋大棗），大黄甘草湯（大黄＋甘草），麻黄附子細辛湯（麻黄＋附子＋細辛）などがその例です．すべて構成生薬を羅列しているので，他に含まれる生薬はありません．

うつ状態やうつ病

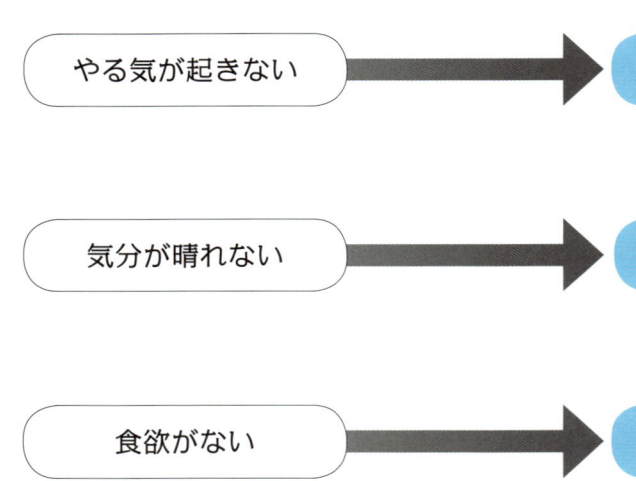

やる気が起きない

気分が晴れない

食欲がない

　現代社会でうつ状態，うつ病はどんどん増えています．なんとなく世の中で言われるような「うつ状態だな」と感じている人は少なくありません．そんなときに漢方薬が有効なことがあります．しかし，本当のうつ病ではしっかりと精神科や心療内科の専門医に診てもらいましょう．精神神経領域の西洋薬剤の進歩は素晴らしく，漢方薬で同等の効果を期待することは無理と思います．軽症うつ病では抗うつ薬とプラセボの差は少ないのです．そんな時は漢方の出番です．一方で西洋薬剤を内服した上で漢方薬を併用することはとても有益なことです．うつ状態を改善する西洋薬剤には食欲を減少させるものもあります．そんな時は六君子湯の出番です．

自分の症状にはこれかな？

補中益気湯（ほちゅうえっきとう）
1包・1日3回 食前

うつ病のようでやる気が起きない，というようなときの特効薬的存在．人参と黄耆を含む参耆剤で，十全大補湯でも代用可能．

香蘇散（こうそさん）
1包・1日3回 食前

気分がふさぎ込んですっきりしないような感じの時に．半夏厚朴湯や柴朴湯が有効なこともあります．

六君子湯（りっくんしとう）
1包・1日3回 食前

抗うつ剤の内服で食欲がないときには特に有効．人参を含む漢方薬で，軽いうつ病・うつ状態にも有効．香蘇散と一緒に飲んでもOK．

　漢方では気血水という理論が治療に役立つことがあります．気は気逆，気うつ，気虚などがあり，それぞれの状態に有効な薬が決まっています．精神的な訴えで漢方的な気逆，気うつ，気虚の概念に当てはまるときは当然にまずその漢方薬を使用するのです．一方で，気逆や気うつ，気虚と思えなくても，気に働く漢方薬をいろいろと試してみると有効なことがあります．漢方薬は重篤な副作用もまれで，薬剤費用も安価です．西洋剤と併用するのであれば，いろいろとトライしてください．漢方薬の使用で，西洋医学的な精神科の薬からすべて解放されることも経験します．

夏バテ・暑さ負け

どんな
暑気あたりにも

五苓散（ごれいさん）⑰

**1包・1日3回
食前**

暑気あたり（軽い熱中症）には漢方だけでも対処可能です．もちろん，塩分を含んだ水も飲んでください．または，夏は水を飲んで漬物を食べてもよいですね．予防にも有効です．

効果なし
または
長引く

　暑い所にいて，尿量が減る，口が渇く，めまいがするなどの症状を訴え，そしてたいした重篤感がなければ，五苓散でなんとかなります．重篤なときは当然入院点滴です．暑気あたり用の漢方薬は清暑益気湯です．数日の内服で有効です．暑気あたりの予防には補中益気湯や清暑益気湯を長く飲みましょう．夏の暑い日にゴルフをしなければならないときなどは，水筒に五苓散や清暑益気湯のエキスを溶かして持ち歩き，時々飲むとよいと言われています．

補中益気湯

1包・1日3回食前 ㊶

　暑くて暑くて，元気がないというときに使用してください．五苓散で何とか元気になったが，暑いのでやっぱりまだまだ，といったときです．

or

清暑益気湯

1包・1日3回食前 ⑬⑥

　暑気あたりの特効薬ですが，常備してある病院が少ないので，補中益気湯が無効なときに，これをトライしてください．

漢方の名前の由来　作用が書いてある

　補中益気湯は中（消化吸収）を補い気力を益す漢方薬です．安中散は消化器系である中焦を安和にする漢方薬です．消風散は風による痒みを消す漢方薬です．疎経活血湯は経絡の疎通をよくし血を活かす漢方薬です．抑肝散は肝のたかぶりを抑える漢方薬です．温清飲は温める四物湯と熱を清する黄連解毒湯を合わせたものです．治頭瘡一方は頭瘡（頭部湿疹）を治す1つの処方です．清暑益気湯は補中益気湯の親戚で，暑さを清ます処方です．

食べる気がしない

ともかく食欲不振には

六君子湯 ㊸

1包・1日3回 食前

　食欲不振というキーワードでトライしましょう．食欲不振以外の症状もよくなります．これが六君子湯の魅力です．

効果なし　または　甘すぎるとき

　食欲不振にはともかく六君子湯です．これが甘ったるいと感じたり，美味しくない，効かない時は補中益気湯にしましょう．補中益気湯の「中」という字は，消化管を意味します．消化管の機能を補い元気を増すといった意味が，補中益気湯です．今のように点滴がない時代は，食べられないと死が近いことを意味しました．ともかく食べられることが大切だったのですね．そんな時代の大切な知恵ですので，食欲不振に是非，漢方エキス剤をトライしてください．

補中益気湯 ㊶

1包・1日3回食前

　甘さは六君子湯より控えめです．気力・体力が増す人参と黄耆が入っています．食欲も増します．随伴症状もよくなります．

六君子湯による食欲増進のメカニズム

　六君子湯が食欲不振に有効な機序は，六君子湯に含まれている陳皮のなかのヘプタメトキシフラボンが食欲増進ホルモンのグレリンの抑制を抑えるとわかっています．サイエンティフィックで論理的ですね．しかし陳皮を含む漢方薬は補中益気湯などたくさんあります．将来，ヘプタメトキシフラボンが化学合成されて，西洋剤として登場しても，六君子湯も補中益気湯もなくなりません．それは，漢方薬は経験に基づく生薬の足し算で，食欲不振以外にもいろいろな症状や訴えに有効だからです．

眠れない①

どんな睡眠障害にも

加味帰脾湯（かみきひとう）137

効果なし

1包・1日3回 食前

　まずこれを使ってみましょう．元気が出る薬（人参，黄耆）も入っています．毎食前に飲んで効果があります．日中に眠くなることはありません．頓服でも効くことがあります．

　西洋医学的な入眠剤や睡眠剤を使用していれば続行です．漢方薬はかないません．併用するとよりよく寝つけたり，熟眠感が増します．併用しているうちに，西洋医学的内服薬が減量されることはよく経験します．疲れ切った故の不眠には酸棗仁湯が有名ですが，酸棗仁湯が有効な人は少ないです．睡眠障害の薬は自分の熟眠感が効果の指標です．ですからやはり自分で自分に合う薬を探すのです．頓服で効くこともあります，毎食前に1日3回内服して寝付きがよくなることもあります．僕はいろいろな漢方薬を不眠時には頓服で飲んでいます．僕はどれでも結構効きます．枕元にあるものを適当に飲んでいます．

自分の症状にはこれかな？

抑肝散(よくかんさん) ㊹

1包・1日3回食前

気が高ぶって眠れない，1度目覚めると寝つけないときなどに使用します．毎食前に飲んでもよいですし，入眠前，または目が覚めて眠れないときに頓服でも効果があります．

or

黄連解毒湯(おうれんげどくとう) ⑮

1包・1日3回食前

気持ちが静まります．苦い薬で，がっちりタイプ用ですが，試してみましょう．苦い味が問題なければけっこう効果があります．頓服でも効きます．

昼間寝ないと夜寝られる

夜眠れないから，昼寝ているという人もいます．そんな人は余計に夜眠れなくなります．まず昼間にしっかり仕事をする，家事をする，勉強をする，そして夜を迎えましょう．昼間からうとうとしていたのでは夜眠れないのは，ある意味当たり前です．そして，夜眠れなくてもあまり深く考えないように．眠らなくて死んだ人はいません．西洋薬の入眠剤はやはり依存性が出てきます．上手に使用しましょう．ある程度歳をとると，明け方からは目が覚めてしまい，でも何となく寝ているのですが，やはり熟眠感がなくなります．それは当然のことと理解しましょう．

眠れない②

どんな睡眠障害にも

加味逍遙散 24

1包・1日3回 食前

まずこれを使ってみましょう．イライラが落ち着きます．柴胡を含んでいます．柴胡には熟眠感を増す作用があります．

効果なし

どの柴胡剤にも熟眠感を増す作用があります．加味逍遙散にも柴胡が含まれています．熟眠感も増し，便通も整い，諸般のいろいろな訴えが楽になります．睡眠障害も治ることがあります．「柴胡」という字を含む漢方薬は通常は黄芩を含みます．気分を鎮める効果があり，じわじわといろいろな症状が楽になります．自分に合う柴胡剤を理解しておくといろいろと役に立ちます．こちらは頓服ではなく，1日3回4週間ぐらい飲んで効果をみましょう．僕は大柴胡湯という柴胡剤を今でも内服しています．夜の寝付きはいいと思います．自分に合う漢方薬を探す，それが大切です．

自分の症状にはこれかな？

大柴胡湯（だいさいことう） 8

1包・1日3回食前

大黄が入っているので下痢ぎみになることがあります．

or

柴胡加竜骨牡蛎湯（さいこかりゅうこつぼれいとう） 12

1包・1日3回食前

気持ちが静まります．がっちりタイプ用といわれていますが，弱々しい方にも使用可能です．

or

柴胡桂枝湯（さいこけいしとう） 10

1包・1日3回食前

漢方の万能薬です．困ればこれをトライしてみましょう．何でも効く可能性があります．

いろいろな柴胡剤

柴胡剤は実証から虚証に向けて，大柴胡湯，柴胡加竜骨牡蛎湯，小柴胡湯，柴胡桂枝湯，柴胡桂枝乾姜湯とラインアップがあります．柴胡剤の王様はなんと言っても小柴胡湯です．急性期を過ぎたいろいろな訴えに有効です．大柴胡湯は大黄が入っているので，便秘も治す柴胡剤，柴胡加竜骨牡蛎湯は気分を鎮める竜骨と牡蛎が入っているので，気を静める柴胡剤，柴胡桂枝湯は小柴胡湯に急性期で虚弱者用の桂枝湯が入った薬，柴胡桂枝乾姜湯は乾姜という体を温める生薬を含む柴胡剤と考えても合点がいきます．経過の長い調子の悪さに対して，柴胡剤のどれかを飲むことは理にかなっています．

しもやけ

どんなしもやけにも

当帰四逆加呉茱萸生姜湯 ㊳
（とうきしぎゃくかごしゅゆしょうきょうとう）

1包・1日3回食前

　古来からしもやけの特効薬です．一年中飲んでもよいですし，しもやけが生じたときに飲んでもよいです．本人が楽になる飲み方で大丈夫です．

　当帰四逆加呉茱萸生姜湯はしもやけ，冷えなどに有効で，決め撃ちで結構効きます．まれに軽い下痢を生じますが，他にたいした副作用はありません．ともかくまず試してください．しばらく飲むと，中止しても翌年にしもやけができないということも経験します．漢方薬は体質改善作用があるのである程度の期間内服すると，その後内服が不要となることもあります．ではどれぐらい飲めば良いのでしょうか．それはある程度飲んだら，止めてみればいいのですね．そしてまた同じような症状が出れば漢方薬を再開し，症状が出なければ体質が変わったのだと思って中止です．

異常にのどがかわく

どんな口渇にも

白虎加人参湯 ㉞
びゃっこかにんじんとう

1包・1日3回食前

のどの渇きを抑える薬です．西洋医学的に問題がないことを確かめ，西洋医学的治療と並行して処方してもらいましょう．麦門冬湯が効くこともあります．

　糖尿病という概念のない時代に，口が渇くことに対して処方した漢方薬です．糖尿病は字の如くおしっこに糖が混じったのですね．甘かったのですね．現代医学的には血液中の糖の値が上昇し，尿に糖が漏れ出たのです．血液中の糖の値を下げるホルモンはインシュリンです．重症の糖尿病ではインシュリンの投与に決まっています．糖尿病を漢方で治すなど，まったく論外ですが，昔の知恵を口渇に利用するのは結構有効です．糖尿病の人は糖が尿に混じることによってたくさん尿が出た結果，のどが渇くのです．糖尿病でなくてものどの渇きには白虎加人参湯は有効です．

風邪にかかりたくない

風邪の予防にはまず,

補中益気湯 (ほちゅうえっきとう) ㊶

1包・1日3回食前

ともかく補中益気湯です．体力，気力が衰えているときの万能漢方薬です．元気なひとはなんとなく美味しく飲めません．

なんとなく飲めない

必読

補中益気湯で新型インフルエンザ予防—1

漢方薬を飲んでいれば風邪を引きにくい，特に補中益気湯には多くの漢方医や漢方を飲んでいる人がそんな印象を持っています．それが正しければ，風邪もインフルエンザも同じ急性発熱性疾患ですので，インフルエンザも予防できるはずです．そこで2009年9月から，東京都板橋区の愛誠病院で179人が補中益気湯を飲み，179人が飲みませんでした．2ヵ月間観察したところ，内服群は1人，非内服群は7人が新型インフルエンザに感染しました．つまり新型インフルエンザに対する予防知識を持って補中益気湯を飲めばかかりにくいということがわかりました．

小柴胡湯 (しょうさいことう) ⑨

1包・1日3回 食前

受験生などで，体力気力も問題なければ，こちらから始めてもいいですね．

二重盲検臨床試験

薬が本当に有効かを確かめるためには，二重盲検臨床試験を行います．二重とは医師も患者さんも薬が本物か偽物かわからないようにしてあるのです．医師の気のせいや，患者さんの気のせいを除外するためです．ある期間に，ある目的を決めて，本物または偽物を投与し，投与終了後に第三者が偽薬と比べて本物の薬でどれぐらい有効性があったかを調べるのです．漢方薬ではこの二重盲検臨床試験がほとんど行えていないのです．味や匂いがあり，本物そっくりの偽薬の作成が結構難しいことも一因です．しかし漢方の有用性は使用してみると医師も患者さんも心の底から体感できます．

インフルエンザ

インフルエンザの予防に

補中益気湯 ㊶
ほちゅうえっきとう

1包・1日3回 食前

まず補中益気湯を飲みます．体力，気力がない人用の漢方薬です．元気な人は何となく飲めません．そんなときは小柴胡湯を飲みましょう．

発熱したら

補中益気湯で新型インフルエンザ予防-2

インフルエンザや風邪にかかりたくなければ，しっかりと予防意識をもって補中益気湯を飲めばよいのです．予防意識とは手洗いやうがいに始まり，よく寝て，よく食べて，規則正しい生活を送ればよいのですね．漢方は養生（正しい生活習慣の努力）のひとつです．補中益気湯を飲んで，手洗いやうがいをせず，暴飲暴食，睡眠不足を繰り返せば，やっぱり補中益気湯はあまり効かないでしょう．どんな訴えや症状に対しても日常生活の管理はしっかり行ってください．その上での漢方薬の内服です．

麻黄湯
ま おう とう

㉗

1包・1日6回
汗が出るまで

　発熱し始めれば，迷わず麻黄湯を飲みます．インフルエンザでは症状が急速に激烈になることもありますので，その時は必ず医師の診察を受けましょう．西洋医学最優先ですから，医師が抗ウイルス剤であるタミフル®やリレンザ®を勧めれば，当然にそれに従いましょう．

　麻黄湯はがっちりタイプ用の急性発熱性疾患に対する薬ですが，インフルエンザでは虚弱な方でも高熱が出て，関節痛が生じます．そんな時は，日頃胃腸に麻黄湯が障る人も1日ぐらいは内服可能です．

漢方理論　実証と虚証

　漢方薬を有効に処方するには，昔の知恵である漢方理論が登場します．そのなかでも最も大切な概念が，実証と虚証です．漢方は昔の知恵の結晶ですので，デジタル的にばっさりと割り切って表現できません．つまり，いろいろな理論がよほど間違っていない限り，併存します．そこで身近に漢方に親しむには，わかりやすい理論をまず手に入れることです．筋肉量でがっちりタイプは実証，弱々しいタイプを虚証と判断することが最初はわかりやすいと思います．基本的にがっちりタイプほど消化機能が強くいろいろな漢方薬が飲めると思ってください．しかし結論は飲んでみないとわかりません．

冷え症

どんな冷え症にも

当帰四逆加呉茱萸生姜湯 ㊳
(とうきしぎゃくかごしゅゆしょうきょうとう)

1包・1日3回食前

本人が冷えると訴えることが，冷え症です．そして困っているのです．まずこれをトライしましょう．

- お腹も冷える
- 顔は熱い
- もっとよくなりたい

西洋医学的に「冷え」という病名はありません．いろいろ検査をして異常のない冷え症が大部分です．触ってみても冷えていない冷え症もあります．しかし，本人は冷えていると感じて困っているのです．ですから，冷えるという訴えがあれば，実際に手足が冷えていなくても，それを受け止めないと治療が始まりません．いろいろな漢方薬がありますが，まず当帰四逆加呉茱萸生姜湯からトライしてください．多くの人がよくなります．しかし，もっとよくなりたいと訴えるのです．附子の追加・増量や他の漢方薬の考慮など，いろいろお医者さんと一緒に，自分に合う薬を探してください．

自分の症状にはこれかな？

真武湯 ㉚

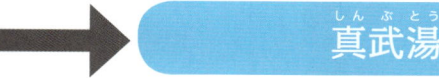

1包・1日3回食前

お腹から冷えるときに有効です．体全体が冷えるときに有効です．

加味逍遙散 ㉔

1包・1日3回食前

ホットフラッシュ，顔が熱くて手足が冷たいときにはさらに有効です．

附子の追加・増量

1g〜6g

附子を1g毎に増量します．ドキドキ感に注意して，3gまで普通に増量．6gまで使用可能と思っています．

漢方理論　陰陽

　陰陽虚実などと呼ばれますが，陰陽は基礎代謝と考えています．基礎代謝とはじっとしていても使用するエネルギーと言った意味です．じっとしていてもたくさん燃やしているので温かいといった感じです．子どもは基礎代謝が亢進しているので陽，歳を取ると共に陰に向かうと考えましょう．つまり陰陽は寒熱と同じとモダン・カンポウでは理解します．それがわかりやすいからです．処方選択としては，高齢者は陰であるから，温める漢方薬を使用しましょうということです．年寄りの漢方薬は温めるもの，つまり附子を含むものです．では附子を含む漢方薬は麻黄附子細辛湯，真武湯，八味地黄丸，牛車腎気丸，桂枝加朮附湯などです．

呑む前・二日酔い

ともかく呑む前に
黄連解毒湯 ⑮
いつも持参

呑む前に内服しましょう．呑んだ直後にも内服しましょう．半夏瀉心湯のほうがよい方もいます．

それでも二日酔いになったら

黄連解毒湯の他，半夏瀉心湯も呑む前に有効です．どちらがよいかは個人差があるので，二日酔いになりやすい方は試してみてください．半夏瀉心湯は高級胃薬といった印象ですので，僕もたくさん食べる機会があるときなどにも愛用しています．二日酔いはともかくお水を飲んで，五苓散を飲みます．すっきりとすることが多いです．日常生活の摂生がなにより基本です．漢方は養生の１つといわれます．そうはいっても呑み過ぎることもたまにはあるでしょうから，そんなときにぜひ試してください．

自分の症状にはこれかな？

五苓散 ごれいさん

17

いつも持参

アルコールを呑み過ぎたと思ったときに内服します．口が渇き，尿量が少なく，顔がなんとなくむくんでいる．こんなときに有効です．顔がむくんで，頭が痛くて，のどが渇いて，尿が少ないなど二日酔いの典型的症状に有効です．

漢方理論　表裏

　昔は病邪が表面から進入し，そして消化管に忍び込んでいくと考えました．表はある意味太陽病です．麻黄剤などで対処します．裏は消化管ですので，下痢をさせるか吐かせるかを考えました．漢方エキス剤に吐下作用があるものはありませんが，下す作用のあるものは結構あります．表でもなく，裏でもないときは，中和するしかないのですね．つまり少陽病期は半表半裏とも言われ，柴胡剤などで中和して，病気を治そうとしたのです．すべて，処方方法と関連させながら，今の立場からできるかぎり理解しやすいようにして，一歩一歩進んでいくとわかりやすいかと思います．

便秘①

どんな便秘にも
麻子仁丸 126

1包・1日3回 食前

どんな便秘にもまずこれで．無効時はどんどん増量しましょう．1日4包までは問題なし．潤腸湯でも代用可能です．

もっと出したい

桂枝加芍薬大黄湯 134

1包・1日3回 食前

若い方などはこちらが気持ちよいともいいます．体をあたためる下剤です．麻子仁丸と併用してもよいです．

便秘は麻子仁丸で決まりです．ともかくこれを増量すれば便はコントロールできます．通常就寝前に飲みますが，個人差がありますので，内服時期，内服量は自分で試すのが効果的です．1日1/2包でも有効なこともあります．がっちりタイプ用（実証用）の桃核承気湯などを最初からトライすると，排便の前に腹痛が強くなり，不快で不快でしょうがないということも起こりえます．麻子仁丸からトライすれば安全で安心です．漢方薬の下剤の魅力は，排便のコントロール以外に他のいろいろな症状が治ることです．生薬の足し算が漢方薬で，そのメインターゲットが便秘ということで，他にもいろいろ治ります．

自分の症状にはこれかな？

さらに出したい →

大黄甘草湯 ㊴
（だいおうかんぞうとう）
84

1包・1日3回 食前

すっきりと便を出したいときにトライします．腹痛が生じることもあります．調胃承気湯でもOKです．

すっきり感が足りない →

桃核承気湯
（とうかくじょうきとう）
61

1包・1日3回 食前

麻子仁丸で便は出るが，すっきり感が足りない，もっと奥まですっきりしたいときにトライします．有効な方では，バナナのような気持ちのよい便が出ます．生理前に便秘となる方にはこれが喜ばれることもあります．大承気湯でもよいです．

注意 たかが便秘，されど便秘

便秘の方は是非，漢方薬で便秘を治してください．西洋剤の下剤で便を出すのと異なり，いろいろなその他の症状が治ることを経験します．便を出すだけであれば，大黄という生薬を飲めば有効なのです．ところが，漢方の便秘薬は大黄以外のいろいろな生薬が含まれています．だからこそ，いろいろな随伴症状が治る可能性があるのですね．漢方は足し算です．引き算の西洋医学から生まれた薬剤では，他の訴えや症状を治せません．便秘を治すと，皮膚疾患が治ります．ニキビが治ります．化粧のノリがよくなります．食欲が増します．気が晴れます．是非，漢方で便秘を治してください．

JCOPY 88002-190

便秘②

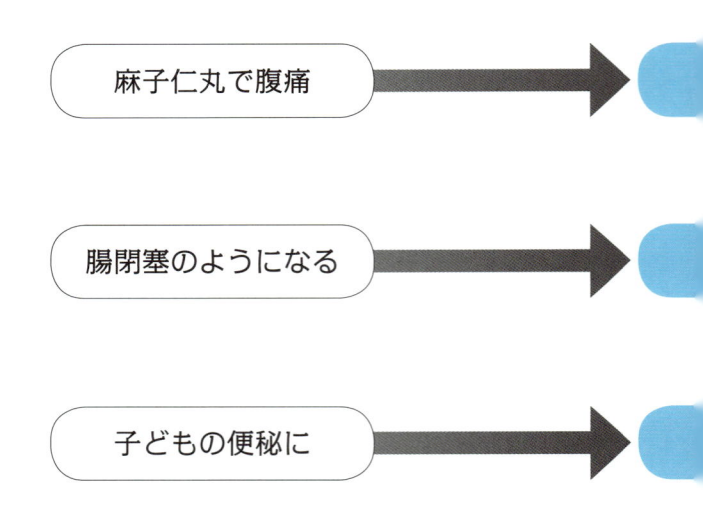

麻子仁丸で腹痛

腸閉塞のようになる

子どもの便秘に

　麻子仁丸には生薬の大黄が入っています．これが便を下す作用の主成分です．ほかにも5種類入っていて大黄単剤よりも効果的な下剤に仕上がっています．麻子仁丸は通常問題なく誰にでも使えますが，麻子仁丸でも腹痛を訴える人がまれにいます．そんなときは大黄を含まない漢方薬で便通を整えます．まず生薬の柴胡には軽い便を下す作用があります．加味逍遙散や小柴胡湯などは大黄を含まない漢方薬の下剤として使用できます．ほかの漢方薬でも柴胡を含むものは便を下す作用があります．大建中湯には柴胡は含まれませんが，山椒などに効果があり，便が軟らかくなり腸の動きが亢進するイメージです．

自分の症状にはこれかな？

加味逍遙散 (かみしょうようさん) 24
1包・1日3回 食前

麻子仁丸に含まれる大黄で腹痛がくるときに使用しています．そんな人では腹痛がなく気持ちよく便が出ます．

大建中湯 (だいけんちゅうとう) 100
1～2包・1日3回 食前

軽い腸閉塞のように，腹痛と便秘がある場合に著効します．ガスが溜まっていると感じているときにも有効です．

小柴胡湯 (しょうさいことう) 9
1包・1日3回 食前

子どもの便秘には，大黄剤よりも小柴胡湯で気持ちのよい便通がつくことが多いです．母乳では便秘になりませんが，ミルクで便秘気味のときにトライしてください．小建中湯も有効です．

注目　大黄の不思議な力

大黄は下剤としての作用が有名なのですが，実は他にも様々な作用があります．たとえば，感染性の下痢などでは大黄を内服することで，それが止まります．大黄が便秘にも下痢にも有効という不思議なことが起きます．生薬や漢方薬は相反する作用を持つことがあります．また抗生物質は第二次世界大戦前にペニシリンが発見されて，その後幾多の抗生物質がこの世に登場しました．抗生物質がない時代には，大黄の抗菌作用が実は注目されていたのです．虫垂炎（いわゆる盲腸）も大黄牡丹皮湯という大黄を含む漢方薬で治したのです．また中枢神経の鎮静作用もあり，統合失調症なども大黄で治そうとしたのです．

JCOPY 88002-190

27

下痢 (西洋薬がきかない)

どんな下痢にも
真武湯 ㉚
しんぶとう

1包・1日3回 食前

　下痢の第1選択です．アツアツのお湯に溶かして飲む（熱服）と有効です．
　すぐに治らなくても，下痢は止まらないが気力が出た，食欲が出た，体重減少が減ったなどの体の変化を感じます．そんなことをしているうちに下痢が止まります．典型は水様便です．

→ 効果なし →

人参湯 ㉜
にんじんとう

1包・1日3回 食前

　真武湯が無効な下痢に有効です．虚弱者の胃薬的なイメージですが，下痢にも有効です．典型は泥状便です．

　軽い下痢は真武湯や半夏瀉心湯，五苓散でもよくなります．西洋医学的治療で下痢が治らないときはやはり漢方の出番です．つまり慢性の下痢です．真武湯でよくなることもありますが，漢方でも手こずることはあります．いろいろ試しましょう．西洋薬と併用すればよいのです．なお西洋薬自体が下痢の原因のこともあります．西洋薬では用量を増加したほうがその有効性が増すことが当たり前です．用量依存性といいます．一方で，漢方薬では内服量を減らしたほうが効くことがあります．下痢の真武湯などは1日の内服量を減らして下痢が止まるということがあります．

自分の症状にはこれかな？

→ 　**真武湯**（しんぶとう） 30
　　＋
　　人参湯（にんじんとう） 32

効果なし →

大建中湯（だいけんちゅうとう） 100

効果なし

1包・1日3回 食前

　真武湯も人参湯も無効時には両方を併用します．啓脾湯も有効です．啓脾湯の典型は不消化便です．

1包・1日3回 食前

　真武湯，人参湯，それらの併用が無効時には，最後はこれを試しましょう．大建中湯は便秘にも下痢にも有効です．

患者さんが医師と一緒に
最適な漢方薬を探す……
それが"モダン・カンポウ"です

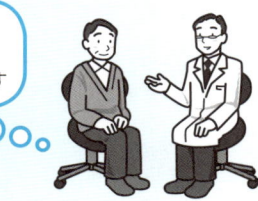

胃もたれ，ムカムカ，胸焼け

どんな胸焼けにも

半夏瀉心湯 (はんげしゃしんとう) ⑭

1包・1日3回 食前

食べ過ぎて市販の胃薬がほしい．そんなときはこれを飲みましょう．消化器症状以外も治るのが漢方の魅力です．暴飲暴食する前に飲んでも効きます．

効果なし または 苦くて飲めないとき

必読 基本は弱々しいタイプ用からがっちりタイプ用に

漢方薬はいろいろなチョイスがあるときには，弱々しいタイプ用（虚証用）から，順次がっちりタイプ用（実証用）に変更して，薬に効果を判断させるのが一般的です．こうすると不快な症状の出現が少ないからです．胸焼けは通常の漢方処方原則とは異なり，がっちりタイプ用の半夏瀉心湯からトライします．多くの人の胸焼けは半夏瀉心湯でよくなります．半夏瀉心湯が合わない人は通常苦くて飲めないので，そのときは安中散に，そして人参湯にします．また六君子湯で胸焼けが改善することもあります．

自分の症状にはこれかな？

安中散 (あんちゅうさん) 5 → **人参湯** (にんじんとう) 32

長引く

1包・1日3回 食前

　半夏瀉心湯が苦くて飲めないときは，安中散です．初めに安中散から飲んでも問題ありません．

1包・1日3回 食前

　半夏瀉心湯も安中散も無効なときは人参湯で．あきらかに元気がない方には最初からこれで．よほど弱々しい方を除いて最初から人参湯を飲むことはありません．

注目　どちらか悩めば虚証用からトライ

　同じような症状や訴えに対する漢方薬は複数あります．つまり実証用から虚証用までいろいろと種類があります．実証とは筋肉量が多い，虚証とは筋肉量が相対的に少ないというのが簡単な解釈で，実証の人は消化機能が強い人が多く，虚証の人は通常お腹が弱い人が多いのです．そう説明されても実証か虚証かわからないことが，実際には多いのですね．そんなときには虚証用の漢方薬から選びなさいというのがオーソドックスな知恵なのです．そのほうが不快な作用が少ないということなのですね．ところが胸焼け用の漢方薬では実証用の半夏瀉心湯から処方しても，味が苦いぐらいで大した不快な作用がないということです．

シクシク・キューの腹痛

どんな
過敏性腸症候群にも

桂枝加芍薬湯 (けいしかしゃくやくとう) ⑥⓪

便秘が改善
されないとき

1包・1日3回
食前

　シクシクキューという腹痛に，頻回に悩んでいる方はぜひトライしてください．

　がっちりタイプの人には半夏瀉心湯も効きます．大建中湯や柴胡桂枝湯が有効なこともあります．子どもでは小建中湯が有効なことも．

　シクシクキューの腹痛には桂枝加芍薬湯をトライします．もしも西洋薬が処方されていれば，西洋薬を中止しないこと．漢方を飲んでいて，症状がよくなれば，後日，西洋薬を減らすことは可能ですが，最初から西洋薬を止めることはとんでもないことです．西洋薬の補完医療として漢方を使用するのが，安全で有益です．しかし，漢方の世界も広いのです．極端な先生は，「西洋医学的治療をしているから，病院に入院しているから，治らないんだ．いますぐ西洋薬を中止しなさい」という人もいます．僕の立場は西洋医学的治療との併用です．

桂枝加芍薬大黄湯 (134)

**1包・1日3回
食前**

　桂枝加芍薬湯に大黄が加わった処方です．便秘が改善するように桂枝加芍薬湯と交互に内服しても効果があります．大建中湯が有効なこともあります．

松田邦夫先生の外来

　日本漢方の巨匠，松田邦夫先生のところで勉強を始めて10年近くとなります．松田邦夫先生が患者さんに「今日から漢方薬を始めるので，あなたが飲んでいるこの西洋剤を止めてください」とおっしゃったことは一度もありません．西洋薬剤は続行です．西洋薬剤の邪魔をしないことが漢方の魅力のひとつなのです．だからこそ，現代医学では治らない訴えや，現代医学では病気ではないと言われている人に，漢方薬を処方してみる価値があるのです．現代西洋医学の向こうを張ることは有益とは言えません．現代西洋医学は素晴らしいと思っています．その欠点を補うのがこの本で使用する漢方薬です．

お腹にガスが溜まったら

どんな腹部膨満感にも

大建中湯
だいけんちゅうとう
(100)

1包・1日3回食前

腹部がオナラで膨満しているような感じのときに使用するとガスの量が減り，楽になります．同じように便が溜まっていると感じるときにも有効です．香蘇散や安中散も有効です．

腹部がガスで膨満しているときに飲みましょう．大腸内のガスが減少し，お腹がへこみます．便通も快調になります．オナラの臭気が減弱します．数日〜2週間は試しましょう．オナラが臭いということで結構な人が悩んでいます．もちろん食事の内容で臭さも変化しますが，便秘の時は結構臭いですね．毎日便が出ていても，大腸にたくさん便が残っていればやはり臭いのです．大建中湯は便を軟らかくして，便の停滞を防ぎますので，お腹の膨満感も楽になり，オナラの臭さもなくなります．

漢方川柳　その1

建中湯（大建中湯 100）
臭いオナラを
撃退だ

★オナラが臭いとちょっと困りますね．そんな時に大建中湯 100 は著効しますよ．

にきび・吹き出もの

どんなにきびにも
清上防風湯 (せいじょうぼうふうとう) 58

→ 効果なし

1包・1日3回 食前

にきびの第一選択です．赤いにきびに特に有効です．洗顔などの基本的なスキンケアはいうまでもありませんね．便秘は大敵です．

　にきびにはまず清上防風湯をトライしましょう．にきびも皮膚疾患ですから，便秘は大敵です．麻子仁丸などでしっかりと便秘を治しましょう．洗顔などの基本的なことは行いましょう．また，甘い物を食べるとにきびが増えるとわかっているときなどは，それを控えるのは当たり前ですね．どんなときに，にきびが悪化するかは本人が実はよく知っています．てっぺんに黄色い膿をもっているようなにきびには十味敗毒湯が特に有効なことがあります．また，色白の方のにきびには当帰芍薬散が有効なこともあります．いろいろと試してみましょう．

自分の症状にはこれかな？

桂枝茯苓丸加薏苡仁 (けいしぶくりょうがんかよくいにん) 125 ➡ **荊芥連翹湯** (けいがいれんぎょうとう) 50

1包・1日3回 食前

　青いにきびに有効といわれています．ともかく清上防風湯が無効なときに使用してみましょう．桂枝茯苓丸でも代用可能です．

1包・1日3回 食前

　いろいろ無効なときは気長に体質改善を兼ねてトライしましょう．

漢方の名前の由来　代表的生薬名＋作用

　清上防風湯は防風を含み上焦（横隔膜よりも上部）の熱を清す漢方薬です．半夏瀉心湯は半夏を含み心窩部の違和感を取り除く漢方薬です．黄連解毒湯は黄連を含み熱による毒を解する漢方薬です．桃核承気湯は桃核（桃仁）を含み気をはらす漢方薬です．防風通聖散は防風を含み，風邪（ふうじゃ）による病気を防ぐ漢方薬です．竜胆瀉肝湯は竜胆を含み肝経の湿熱（排尿障害を伴う熱）を瀉して治す漢方薬です．牛車腎気丸は牛膝と車前子を八味地黄丸に加えたものです．人参養栄湯は朝鮮人参を含み栄養状態を改善する処方です．清心蓮子飲は蓮子（蓮の種子）を含み心を清める処方です．

手荒れ・ひび・あかぎれ

どんな手荒れにも

温経湯 106

1包・1日3回 食前

手荒れで困っているときはまずこれをトライしましょう．

効果なし

手のかさかさ感やひび割れが少しでも改善すれば，気長に飲みましょう．気長に飲んでよくなると，漢方薬を止めても再発しないことをしばしば経験します．体に潤いをつける四物湯（当帰・芍薬・川芎・地黄）類を飲んでいると，手荒れも治ることがあります．ひどい手荒れであれば，手袋の着用などが大切です．洗い物をするときに手袋をするだけでも効果があります．しっかり4週間様子をみましょう．皮膚科の塗り薬は使用しましょう．また漢方薬の塗り薬である紫雲膏も手荒れに著効します．

桂枝茯苓丸加薏苡仁（けいしぶくりょうがんかよくいにん）

125

1包・1日3回
食前

温経湯が無効な時はこれで．薏苡仁はハトムギでこれだけでも皮膚疾患の改善効果がありますが，この漢方薬はさらに有効です．

漢方の名前の由来　漢方薬＋生薬

基本となる漢方薬に他の生薬が足されたものです．桂枝茯苓丸加薏苡仁は桂枝茯苓丸に薏苡仁を足したものです．同じように葛根湯加川芎辛夷は葛根湯＋川芎＋辛夷，小柴胡湯加桔梗石膏は小柴胡湯＋桔梗＋石膏，桂枝加朮附湯は桂枝湯＋蒼朮＋附子，小半夏加茯苓湯は小半夏湯＋茯苓，越婢加朮湯は越婢湯＋朮，白虎加人参湯は白虎湯＋人参，当帰四逆加呉茱萸生姜湯は当帰四逆湯＋呉茱萸＋生姜，桂枝加芍薬湯は桂枝湯＋芍薬増量，桂枝加芍薬大黄湯は桂枝湯＋芍薬増量＋大黄です．加味逍遙散は逍遙散＋牡丹皮＋山梔子で，加味帰脾湯は帰脾湯＋柴胡＋山梔子です．

じんま疹

どんな
じんま疹にも

十味敗毒湯(じゅうみはいどくとう)❻

→ 効果なし

1包・1日3回
食前

西洋医学で治らないどんなじんま疹にもまずトライします．少しでもよくなる傾向があれば続行です．皮膚疾患に対する漢方治療は便秘を治すことが何より大切です．

十味敗毒湯は湿疹にも第一選択です．西洋医学で治らないじんま疹ですので，4週間ぐらいは根気よく飲み続けましょう．すこしでもよくなれば続行です．じんま疹では，十味敗毒湯の次の手は茵蔯蒿が入った漢方です．皮膚科の漢方治療の大敵は便秘です．便秘の患者さんには茵蔯蒿湯がいいですね．大黄が含まれていますから．便秘だと効く漢方薬も，特に皮膚科領域では効かなくなります．茵蔯蒿湯で下痢をすることがありますので，そのときは茵蔯五苓散をトライしましょう．茵蔯五苓散には大黄は含まれていません．下痢傾向のときは，最初から茵蔯蒿湯ではなく茵蔯五苓散をトライしてみましょう．

自分の症状にはこれかな？

茵蔯蒿湯 135

1包・1日3回 食前

十味敗毒湯が無効なときに使用します．大黄が入っているので下剤の効果もあります．

茵蔯蒿湯 135 ＋ **十味敗毒湯** 6

1包・1日3回 食前

次の手は，上記の併用です．気長にがんばりましょう．

漢方の名前の由来　構成生薬数を記載したもの

　十味敗毒湯は桔梗，柴胡，川芎，茯苓，桜皮，独活，防風，生姜，甘草，荊芥の10種の生薬から成る漢方薬で，華岡青洲が考案したものです．十全大補湯は10種の生薬から成り，八味地黄丸は8種の生薬から成ります．五苓散も5種の生薬からなります．六君子湯は6つの君薬（朮，茯苓，人参，半夏，陳皮，甘草）に生姜と大棗が合わさったもので生薬の構成数は実は8つです．四物湯は当帰，芍薬，川芎，地黄から成っており血虚を治す基本処方です．

41

湿疹・アトピー①

どんな湿疹・アトピーにも

十味敗毒湯 6

1包・1日3回 食前

　西洋医学で治らないどんな湿疹にもまずトライします．少しでもよくなる傾向があれば続行です．皮膚疾患に対する漢方治療では便秘を治すことが何より大切です．黄連解毒湯との併用も有効．

　西洋医学で治らない湿疹が対象です．皮膚科の先生からの西洋医学の薬は続行です．そして複数の皮膚科を受診しましょう．西洋医も見立てが違うと治ることもあります．並行して漢方治療です．便秘は漢方治療，とくに皮膚疾患の漢方治療には大敵ですので，まず就寝前の麻子仁丸でやや下痢気味にしましょう．西洋医学で治らない湿疹ですので，簡単には治りません．少しでもよくなる傾向があれば続行です．開始して数日でやや悪化することがありますが，4週間を目安にトライし，改善効果を判断してください．

自分の症状にはこれかな？

温清飲 (うんせいいん) 57

1包・1日3回 食前

乾いている湿疹が基本ですが，消風散無効例に有効なことがあります．

or

消風散 (しょうふうさん) 22

1包・1日3回 食前

ジクジクした湿疹が基本ですが，温清飲無効例に有効なことがあります．

→

荊芥連翹湯 (けいがいれんぎょうとう) 50

1包・1日3回 食前

左の3剤が無効なときに，有効なことがあります．根気よく良くなる漢方を探しに行きましょう．

便秘は漢方治療に大敵

便秘を改善するだけで，いろいろな症状や訴えが治ることがあります．便秘を改善すると漢方薬の効果が高まることを経験します．ともかく便秘は大敵なのです．毎日便が出ていても便秘のことがあります．大腸にたくさんの便が溜まっているのが便秘と考えてください．大腸にたくさん便があって，毎日少ししか硬い便が出ないという状態は便秘なのです．排便後は大腸に便がほとんどなくなっている状態が健康なのですね．そんな状態であればオナラはあまりくさくありません．多量に便があれば，オナラは結構くさいのですね．便を出すことは健康にとって大切なことです．

湿疹・アトピー②

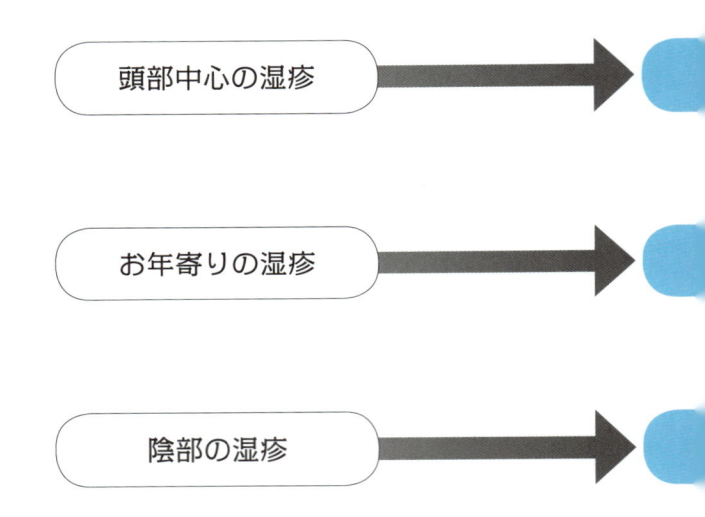

> 頭部中心の湿疹

> お年寄りの湿疹

> 陰部の湿疹

　西洋医学で治らない湿疹には，キーワードから漢方エキス剤を選択する方法も有効です．頭部，お年寄り，陰部などを頼りに選択してみてください．有効な薬を探していくという姿勢で気長にトライすると多くは良くなります．西洋医学の内服薬や外用薬は続行です．決して止めてはいけません．便秘は大敵ですので，便秘は麻子仁丸などでしっかり改善させましょう．漢方を始めて，同時に西洋医学的治療を中止したのでは，悪化したときに，どちらが悪いのか判断が付きかねます．

治頭瘡一方（ぢづそういっぽう） (59)

1包・1日3回
食前

頭部が特にひどい湿疹のときにともかく有効なことがあります．頭髪でみえない部分の湿疹にも有効です．

当帰飲子（とうきいんし） (86)

1包・1日3回
食前

皮膚がかさかさして痒みが増し湿疹となっているときなどに有効です．透析時の痒みを伴う皮膚病変にも有効です．

竜胆瀉肝湯（りゅうたんしゃかんとう） (76)

1包・1日3回
食前

陰部の湿疹というキーワードでトライします．有効なことがあります．

漢方理論　寒証・熱証

温度計のない時代の概念です．デジタル思考で，体温が 38 度以上が熱証，36 度以下が寒証などと定義をしても，昔の知恵を反映できません．たとえば，39 度近い発熱時にも温めてほしいことがあることを，多くの人が経験しています．高熱があるにもかかわらず，ぶるぶると震え毛布にくるまっていたいという経験はありませんか．これは，高熱ですが，寒証と理解すれば腑に落ちます．お風呂を例にとっても，入浴して楽になるような腰痛は寒証，入浴して痒みが増すような湿疹は熱証と理解することもできますね．冷やす生薬の代表は黄連と石膏で，それらを含む漢方薬は黄連解毒湯と白虎加人参湯などです．

湿疹・アトピー③

どんな皮膚の痒みにも

黄連解毒湯 15

1包・1日3回 食前

皮膚の痒みにまず使用します．苦いですので，冷やして飲みます．アトピーの痒みにも有効です．

効果なし
　または
苦くて飲めない

　黄連解毒湯は湿疹やアトピーで，ともかく痒みを取りたい時に使用します．痒みが軽減して皮膚炎も楽になることが多いです．すごく苦いです．苦くて飲めないという人もいますが，子どもでも有効であれば飲みます．むしろ子どもはお世辞をいわないので，効く薬はまずくても飲むのです．痒みの軽減には2週間の経過をみれば十分でしょう．黄連解毒湯は黄連，白虎加人参湯は石膏で痒みを楽にしていますが，漢方は生薬のセットが大切です．黄連解毒湯に四物湯を加えたものが温清飲ですが，温清飲よりも黄連解毒湯のほうが痒みには有効です．

白虎加人参湯
びゃっこかにんじんとう
(34)

1包・1日3回
食前

　黄連解毒湯が無効時に使用します．下痢をしたり体が冷えることがあります．有効なときはむしろ体が冷えたほうが気持ちがよいと感じます．黄連解毒湯と白虎加人参湯の併用でもっと冷えてもっと効きます．

足すと効かなくなる漢方の不思議

　四物湯は当帰，芍薬，川芎，地黄の四つの生薬からなる漢方薬です．皮膚をしっとりとさせます．女性に好まれる漢方薬のひとつで皮膚のカサカサ感が軽快します．化粧のノリがよくなります．その四物湯と黄連解毒湯が一緒になったものが温清飲という漢方薬です．温清飲は湿疹に有効なのです．さて黄連解毒湯は湿疹に伴う痒みに著効しますが，温清飲の効きは黄連解毒湯よりも劣ることがあります．これが漢方の魅力を表しています．漢方は足し算の叡智です．他の生薬が追加されると効果が減弱することがあるという実例です．

何となく風邪っぽい

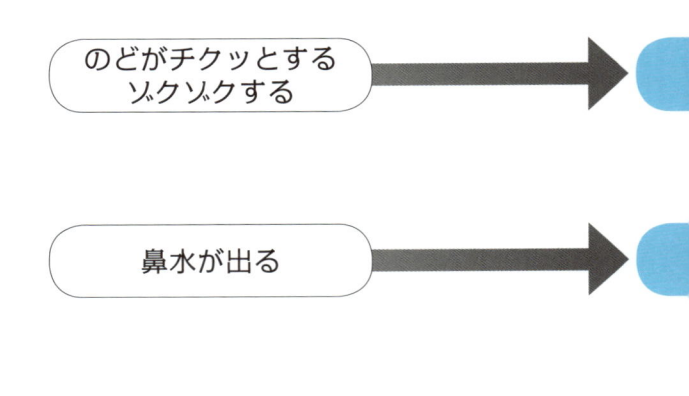

のどがチクッとする
ゾクゾクする

鼻水が出る

お腹にくる風邪かな？

　なんとなく風邪っぽい．風邪の引き始めかな．西洋薬ではぴったりくる処方がありません．こんなときは漢方薬をトライ．出鼻をくじけば，悪化しません．眠くもなりません．気のせいでもよいのです．本当の風邪でなくても，まず飲んでしまえばよいのです．そんな対処で僕は風邪をほとんど引きません．風邪の出鼻をくじく西洋薬はないので，漢方の独壇場です．どんどん飲んで，悪化するのを防ぎましょう．風邪は自分を含めて家族もかかります．風邪で漢方の素晴らしさを体感してください．そして自分に合う漢方薬，家族に合う漢方薬を探しましょう．

自分の症状にはこれかな？

麻黄附子細辛湯 ⑫⑦
1包・1日3回 食前

熱はないのだけれど，のどがチクッとする．ゾクゾクする，寒気がする，なんとなくいがらっぽい．そんなときに．

小青竜湯 ⑲
1包・1日3回 食前

熱はないのだけれど，鼻水が出る．鼻風邪かな．そんなときに．

五苓散 ⑰
1包・1日3回 食前

お腹がゆるくなった．下痢で始まる風邪の前兆かな．そんなときに．ノロウィルスによる下痢にも．

漢方薬にはいろいろな作用が

インフルエンザの予防に補中益気湯が有効であったとお話をしました．補中益気湯に限らず，どんな漢方薬でもある程度の期間内服すると，風邪やインフルエンザにかかりにくいという印象を多くの医師や患者さんが持っています．それは漢方薬に体質改善の効果もあるからです．漢方薬は西洋薬とは違って，複数の生薬の組み合わせです．ですから，体全体をよくするように働いているのです．「そんな馬鹿な」と頭から否定せずに，是非試してみてください．自分に合う漢方薬に巡り会うと体全体が快調になるという恩恵にあずかれます．

熱が出たら① (筋肉質のスポーツマンタイプ)

どんな風邪にも

麻黄湯
（まおうとう）
27

汗が出始めれば

1包・1日6回
汗が出るまで

　がっちりタイプの大人や元気な子ども用です．熱が出始めて，ゾクゾクしているときです．がっちりタイプの人は通常，熱が上昇しても，汗をかきません．数時間毎にお湯に溶かして飲みます．

　風邪にはぜひ漢方で対処してください．西洋薬で眠くならず，すっきり治るものがないので，自分を含めて，僕の家族は愛用しています．麻黄湯は娘の風邪の特効薬です．ジワーッと汗が出るまで，数時間おきに飲みます．お湯に溶かしたほうがよいですが，子どもには粉のまま飲ませています．ゼリーと混ぜてもよいです．ジワーッと汗が出れば，それで終了しても大丈夫です．なんとなくすっきり感がないときは引き続いて柴胡桂枝湯を数日内服しましょう．子どもは通常麻黄湯で汗を出して，一晩寝れば元気になります．インフルエンザもこれで治ります．多量に発汗させることはかえって風邪が長びきます．

柴胡桂枝湯（さいこけいしとう） ⑩

1包・1日3回
食前

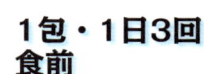

　麻黄湯で汗が出始めれば，柴胡桂枝湯に変更です．これですっきり治ります．子どもは麻黄湯だけですっきり治りますので，柴胡桂枝湯に変更することは少ないです．

注目　急性疾患にも漢方は有効

　漢方薬は効くのに時間がかかると思われています．確かに，現代西洋医学で治らないような訴えや症状に対して，漢方薬を用いるときは，そう簡単には，そして短時間には治らないでしょう．ある程度の時間が必要でしょう．ところが風邪やインフルエンザでは勝負は数時間から1日です．うまく対処すれば悪化せず，スカッと治ります．出鼻をくじけなければ，結構長期化します．現代医療での漢方薬の出番が，実は慢性疾患に対するものが多いからこそ，漢方は時間がかかると思われるのです．急性疾患にも漢方薬は有効ですし，あっと言う間に症状や訴えが治ることも少なからずありますよ．

熱が出たら② (ややがっちりタイプ)

どんな風邪にも

葛根湯(かっこんとう)
①

汗が出始めれば

1包・1日6回
汗が出るまで

　麻黄湯ほどのがっちりタイプではない．通常の元気のある人といった感じです．熱が出始めて，ゾクゾクしているときに使用します．弱々しい体型でない場合，風邪の引き始め，熱の出始めには汗をかきません．数時間毎にお湯に溶かして飲みます．

　葛根湯はややがっちりタイプの風邪薬です．ジワーッと汗をかくまで，数時間毎に内服します．ともかく風邪っぽいなと思えばすぐ内服するのです．出鼻をくじくのが1番の治療です．がっちりタイプは，バッグに葛根湯を入れておきましょう．汗が出れば，それで終了です．なんとなくすっきり感がないときは柴胡桂枝湯を数日引き続き内服しましょう．また一両日経過したような時に，すでに汗をかいていてともかく風邪薬がほしい時は柴胡桂枝湯を飲むのも奥の手でありです．それぐらい柴胡桂枝湯は幅広く有効です．

自分の症状にはこれかな？

柴胡桂枝湯 ⑩

1包・1日3回
食前

　葛根湯で汗が出始めれば，柴胡桂枝湯に変更です．これですっきり治ります．
　すでに漢方薬ではない売薬の風邪薬を飲み，数日経って治らないときも柴胡桂枝湯で OK です．

注目

柴胡桂枝湯は万能薬

　柴胡桂枝湯は汗が出た後の風邪に有効です．風邪に対してお医者さんの薬を飲むときは，悪くなってきたときですね．風邪を引いたかな，心配だなと思いながらも，医者に行くほどでも，市販薬を飲むほどでもないなと経過をみる．そして熱が出て汗が出て，やっぱり風邪だ，薬をもらいに行こうということになります．そんな汗が出た後の風邪に，急性期を過ぎた時の風邪に柴胡桂枝湯は万能薬的に有効なのです．是非試してみてください．出鼻をくじく絶好の時を逸したときの風邪の万能薬と覚えてください．健康な時に柴胡桂枝湯を飲んでも何も不快な症状は起きません．ですからともかく飲めばよいのです．

熱が出たら③ (やや弱々しいタイプ)

どんな風邪にも
麻黄附子細辛湯 127

当日を過ぎている

1包・1日3回 食前

　ちょっと弱々しいタイプ用の漢方薬です．お年寄りで元気な方はこれです．熱が出始めて，ゾクゾクしているときです．一両日飲みます．麻黄附子細辛湯はなんとなく冷えて，ゾクゾク感があるときはさらに有効です．

　麻黄附子細辛湯はやや弱々しいタイプ用ですが，幅広く使えます．弱々しいタイプの方が麻黄湯や葛根湯を飲むと，汗が出すぎたりして，早く治らないことがあります．一方，麻黄湯や葛根湯がベストの方が麻黄附子細辛湯を飲んでもそこそこに有効ですが，スカッと治った感は少なくなります．通常風邪と相談されるときは，風邪を引いて1日は経過しています．そんなときに，ともかく柴胡桂枝湯とすでに説明しました．他の選択肢は，特別に筋肉質，または反対に特別に弱々しい人を除いて，上記の麻黄附子細辛湯＋桂枝湯，そして麻黄附子細辛湯＋補中益気湯を処方しています．それぐらい幅広く効きます．

自分の症状にはこれかな？

麻黄附子細辛湯 127
＋
桂枝湯 45

→ 長引いた

麻黄附子細辛湯 127
＋
補中益気湯 41

1包・1日3回 食前

　風邪を引きかけの時期を過ぎて，汗がジトーッと出て，本当に風邪を引いてしまったと思ったときにはこちらを使いましょう．

1包・1日3回 食前

　風邪を引いてから漢方薬を飲んでいるが数日たってしまっている．そんなときは桂枝湯を補中益気湯に変更して併用します．風邪を引きながらも頑張れます．

注目　麻黄附子細辛湯＋補中益気湯は風邪でも働ける魔法の薬

　急性期を過ぎたときに柴胡桂枝湯を飲むというのもありです．風邪が長引いたときのもうひとつの魔法の薬は麻黄附子細辛湯と補中益気湯を両方飲むのです．麻黄附子細辛湯はあまりにも虚弱な人には不向きです．しかし風邪でも働きたい，風邪でも家事をこなしたいと思うような方には絶好です．新聞記者やテレビのディレクターで風邪を引いた，でも仕事を休むこともできない，眠くならないような，そして頑張れるような風邪薬をくれというときに麻黄附子細辛湯＋補中益気湯の出番なのです．スカッとは治りません．でも風邪症状ながらちゃんと仕事がこなせるのです．そんな薬です．

熱が出たら④ (虚弱な人,華奢な人)

どんな風邪にも

香蘇散 (こうそさん) 70

長引く

1包・1日3回 食前

弱々しいタイプの方は,熱が出始めるとジトーッと汗をかいています.香蘇散がベストの方に麻黄附子細辛湯や葛根湯,麻黄湯などの麻黄剤を使用すると汗が出過ぎて,かえって時間がかかります.

香蘇散は最も虚弱な方用の薬です.これをどんなタイプの風邪に出しても,失敗はしません.そこそこ治ります.しかし,麻黄湯,葛根湯,麻黄附子細辛湯が飲める方は,そちらのほうが早くすっきり治ります.香蘇散がなければ桂枝湯も麻黄を含まない風邪薬です.妊娠時の風邪に使用されます.香蘇散は麻黄湯や葛根湯,麻黄附子細辛湯とは異なり,麻黄が含まれていないので,スカッと治る感は少なく,風邪が長引くことがあります.そんなときは参蘇飲に変更します.

参蘇飲 (じんそいん) ㊻

1包・1日3回 食前

　香蘇散ですっきり治らないときには，こちらに変更します．香蘇散は麻黄が入っていないので，麻黄剤に比べればすっきり治ることは少ないです．参蘇飲にバトンタッチです．

注目

香蘇散も万能薬　気が晴れる

　がっちりタイプ（超実証）では麻黄湯，ややがっちりタイプ（実証）では葛根湯，ちょっと弱々しいタイプ（やや虚証）には麻黄附子細辛湯です．香蘇散は麻黄を含んでいないので，胃腸が弱い人，つまり筋肉質でない人が安心して飲めるのです．そうすると全員が香蘇散を飲めば安全でいいではないですか．その通りなのです．風邪薬として，香蘇散を試すというのも万能薬なのですね．ただ，麻黄湯や葛根湯，麻黄附子細辛湯が飲める人が香蘇散で頑張ると，少々時間が必要なのです．スカッと治るという漢方らしい素晴らしさは得られません．自分や家族がどの漢方薬が飲めるかを確かめるのが大切で楽しいのです．

痰の多い咳

どんな咳にも

麻杏甘石湯（まきょうかんせきとう）

(55)

長引く

1包・1日3回
食前

咳にはこれです．麻という字がはいっていますが，これは麻黄のことで，狭心症のある方やひどい高血圧の方には使用できません．元気な方でも，多量に飲むと少々ドキドキします．そのときは内服を止めれば何も起きません．

黄色い痰を伴うような咳にはともかく麻杏甘石湯をトライします．咳の回数は減ります．しかし，咳が長引くときは，麻杏甘石湯に小柴胡湯を併用します．風邪などが遷延して，痰を伴う咳が続くときには，僕はこの併用を好んでトライしています．小柴胡湯は急性期を過ぎた状態の万能薬です．炎症を抑える作用があり，気分を落ち着かせる作用もあり，便秘も治ります．エキス剤で小柴胡湯が既に含まれているものに，柴朴湯，柴苓湯などがあります．「柴」という文字がありますね．それが小柴胡湯を意味することが多いのです．

麻杏甘石湯 ㊺

＋

小柴胡湯 ⑨

1包・1日3回
食前

　麻杏甘石湯をしばらく飲んでも治りが今一歩というときには，小柴胡湯を併用します．小柴胡湯は急性期を過ぎた状態の万能薬です．

注目　小柴胡湯は急性期を過ぎたときの万能薬

　昔の知恵は，どんな病気も同じような経過をとると考えました．今から思えば相当大胆ですね．ちょっと難しい漢字ですが，急性期から順に，太陽病，少陽病，陽明病，太陰病，厥陰病（けっちんびょう）となります．この少陽病のときに有効な薬が生薬である柴胡を含む漢方薬です．柴胡を含む漢方薬の王様が小柴胡湯なのです．ですから，急性期を過ぎても長引く，なんとなく病気が遷延する，そんな時に小柴胡湯を加えるのです．不思議ですが，そんな大胆な知恵が1800年以上も脈々と続いています．ある意味素晴らしいですね．

いつまでもやまない空咳

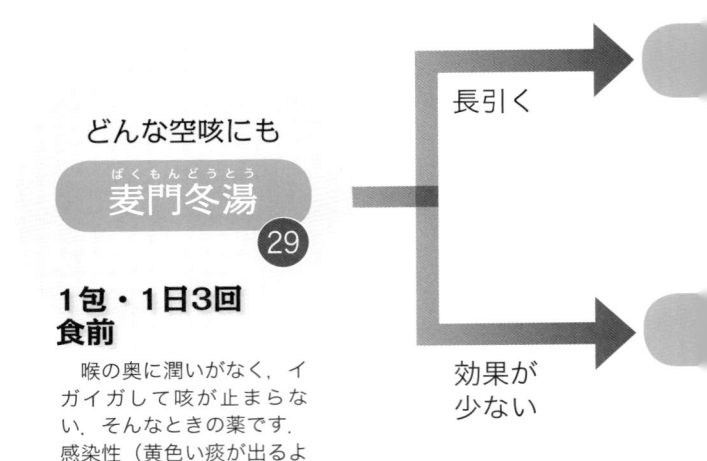

どんな空咳にも

麦門冬湯（ばくもんどうとう）
29

1包・1日3回 食前

喉の奥に潤いがなく，イガイガして咳が止まらない．そんなときの薬です．感染性（黄色い痰が出るような）の咳にはあまり効きません．そのときは麻杏甘石湯です．

長引く →

効果が少ない →

　麦門冬湯は有効時間が短く，数時間毎に服用したほうが効くこともあります．経過が長いときなどは小柴胡湯と併用します．また，空咳により疲れがひどいときは麦門冬湯と補中益気湯を併用します．麦門冬湯と麻杏甘石湯を併用すれば，咳止めとしての効果は増加します．有効な薬剤と有効な薬剤を併用するとより効果が増強するのは西洋医学の常識です．しかし，漢方は足し算とバランスの結晶ですので，勝手に足し合わせてもかえって効果が減弱することがあります．過去の経験に基づいた併用を心がけてください．

自分の症状にはこれかな？

麦門冬湯(ばくもんどうとう) ㉙ ＋ 小柴胡湯(しょうさいことう) ⑨

1包・1日3回 食前

麦門冬湯をしばらく飲んでも治りが今一歩というときには，小柴胡湯を併用します．小柴胡湯は急性期を過ぎた状態の万能薬です．

麦門冬湯(ばくもんどうとう) ㉙ ＋ 麻杏甘石湯(まきょうかんせきとう) ㊺

1包・1日3回 食前

麦門冬湯が無効時は麻杏甘石湯と併用します．効果が増強します．滋陰降火湯が有効なこともあります．夜寝床に入って悪化する咳には滋陰降火湯と言われています．

漢方薬は足し算の叡智

漢方薬は生薬の足し算の結晶です．阿片が気持ちいい，その成分がモルヒネだとわかったのが1804年です．この時を境に，現代薬学が進歩し始めます．「効いているのなら，どの成分が有効なのか？」という現代人からすれば当たり前の質問です．そしてその単一成分を分離，精製，合成できる時代の質問なのですね．昔は，そんなことが出来ません．昔の知恵はというと，生薬の足し算です．人体実験を通じて，生薬のより有効な組み合わせを探したのですね．つまり足し算の結晶が漢方薬です．ですから，勝手に漢方薬を併用すると，足し算の効果が減弱することがあるのです．漢方薬の勝手な併用には要注意ということです．

しびれ

どんなしびれにも
牛車腎気丸 107

1包・1日3回 食前

しびれは個人差があり，訴え方もさまざまです．気のせいと無視せずに，ぜひ本人が困っていればトライしてください．附子の増量で効果が現われることもあります．

効果なし

ムカムカするとき

必読 目標は控え目に

しびれのような数字で表せない訴えは，とかく，医師は無視しがちです．僕も漢方に出会うまでは，治せない訴えなので，なんとなく聞き流していました．だって，西洋医学では治せないのですから．そんな時には，ぜひ漢方を試してください．しびれも完全に治ることを目標にすると，希望値も高くなりますし，漢方に対する期待も増えます．軽くなることを目標に，少しでもよくなればその漢方薬を続行しましょう．そして症状や訴えが消失することもあります．

麻黄附子細辛湯

1包・1日3回食前 127

　牛車腎気丸が無効なときは，麻黄附子細辛湯を試しましょう．牛車腎気丸・麻黄附子細辛湯とも附子を増量したほうが有効です．

桂枝加朮附湯

1包・1日3回食前 18

　牛車腎気丸に含まれる地黄が胃に堪えることがあります．食後に飲んでもらってもダメなときはこれをトライしましょう．

漢方を処方する医師は謙虚

　西洋医学的処方原則は，症状や訴えから検査を行い，西洋医学的病名を決めて，そして処方選択を行います．ですから論理的でサイエンティフィックで，当然有効性も高いのですね．ですから，いろいろな領域でガイドラインというものが誕生します．ガイドラインが決まれば，医師はそれに沿って処方します．そして多くは上手く治りますが，治らない時はどうなるのでしょう．そんなときは特異体質だからガイドラインでは治らないと思うのです．一方で，漢方は打率が高くない昔の知恵で一生懸命処方選択します．ですから治らない時は自分の腕前がまだまだだと謙虚になるのです．

めまい①

どんなめまいにも
苓桂朮甘湯（りょうけいじゅつかんとう） ㊴

→ 効果なし

1包・1日3回 食前

　西洋医学的治療が無効な経過の長いめまいはまず苓桂朮甘湯をトライします．

　ちょっとしためまいであれば，苓桂朮甘湯から．長く続いているめまいは必ず西洋医学的検査や治療をし，それでも治らない時に検討しましょう．脳腫瘍などを見逃しては本末転倒ですね．すぐにめまいが完治することを期待しては落胆します．西洋医学治療で治らないのですから，少しでも改善すれば一緒に喜びましょう．その少しの改善を喜べる姿勢が大切です．

自分の症状にはこれかな？

半夏白朮天麻湯 ㊲ ➡ 真武湯 ㉚

1包・1日3回 食前

体力，気力をつける成分も含まれています（人参と黄耆）．そんな方のめまいに有効ですが，まったく関係なくてもめまいに効きます．

1包・1日3回 食前

温める成分（附子）が入っているので，お年寄りに有効ですが，若い方でも著効例があります．困ったら試してみましょう．

漢方の名前の由来　構成生薬のいくつかを並べている

すべてではなくいくつかの生薬を並べています．ですから他の生薬が含まれているのです．

半夏白朮天麻湯には半夏，白朮，天麻の他に，陳皮，茯苓，黄耆，沢瀉，人参，黄柏，乾姜，生姜，麦芽が入っています．他には半夏厚朴湯（半夏＋厚朴＋α），防已黄耆湯（防已＋黄耆＋α），当帰芍薬散（当帰＋芍薬＋α），桂枝茯苓丸（桂枝＋茯苓＋α），荊芥連翹湯（荊芥＋連翹＋α），参蘇飲（人参＋蘇葉＋α），香蘇散（香附子＋蘇葉＋α），芎帰膠艾湯（川芎＋当帰＋阿膠＋艾葉＋α）などです．

めまい②

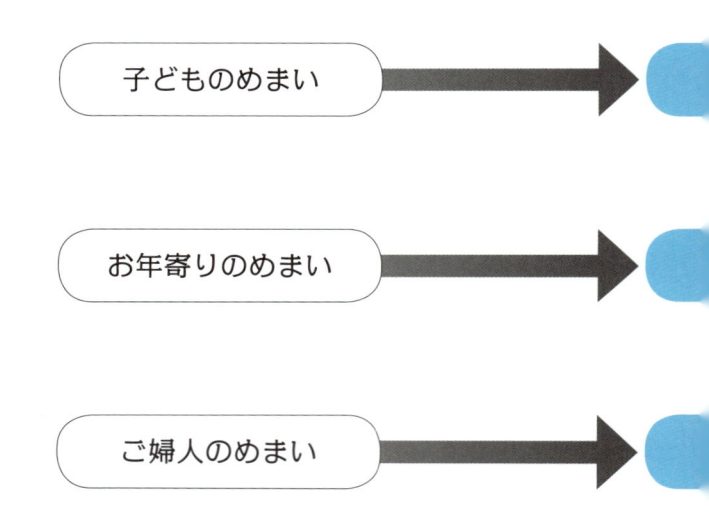

子どものめまい

お年寄りのめまい

ご婦人のめまい

　めまいはまず苓桂朮甘湯を試していますが，キーワードからの処方も可能です．お年寄りのめまいには苓桂朮甘湯よりも釣藤散が有効なようです．子どものいろいろな症状に対する万能薬的特効薬は五苓散です．子どものめまいにも五苓散はとてもよく効きます．西洋医学的治療で治らない時は漢方エキス剤を変更しながら，有効なものを気長に探していけばよいのです．

自分の症状にはこれかな？

五苓散(ごれいさん) 17
1包・1日3回 食前

子どものめまいには五苓散．乱暴な言い方をすれば五苓散は子どもの訴えに何でも効きます．

釣藤散(ちょうとうさん) 47
1包・1日3回 食前

お年寄りのめまいというキーワードでは，苓桂朮甘湯よりも釣藤散です．

当帰芍薬散(とうきしゃくやくさん) 23
1包・1日3回 食前

ご婦人のめまいにはこれ．生理のときに悪化すればなおさらこれです．

漢方薬でアレルギー反応がでることも

最初に保険適用漢方エキス剤の飲んだあとは，少なくとも2週間は特に注意しましょう．有効性を含めて副作用や，飲み味などをチェックするためです．漢方は食物の延長ですので，カニやエビ，蕎麦でアレルギーが出るように，飲んだ後に痒くなったり発疹がでたりすることがあります．地黄，桂皮，人参などを含む漢方薬で頻度が高いのですが，どんな生薬でも起こりえます．桂皮は京都の生八つ橋に含まれ，スターバックスコーヒーのトッピングにも置いてあります．日頃から桂皮が苦手な方は，桂皮を含まない漢方薬から選ぶことになります．

たちくらみ

どんな起立性低血圧にも
半夏白朮天麻湯 ㊲
（はんげびゃくじゅつてんまとう）

1包・1日3回 食前

体力・気力が増す生薬（人参と黄耆）が入っています．めまいに有効です．元気がなくてめまいがある方に有効です．

効果なし
　または
あまり効かないとき

　朝礼で倒れる小学生，通勤電車で倒れる若い女性などに半夏白朮天麻湯は有効です．真武湯はどちらかというとお年寄りの訴えに何でも有効な薬ですが，若い方にも使用します．むしろ，漢方は日常生活管理（養生）の1つと思っています．早起きして，朝ご飯をしっかり食べて，排便して「行ってきまーす」というような元気な子どもは，朝礼で通常倒れません．若い女性の極端なダイエットやお臍を出すような服装は当然体によい訳がありません．

自分の症状にはこれかな？

真武湯 (しんぶとう)
30

1包・1日3回
食前

　温める生薬の代表である附子が入っています．高齢者や冷えを感じている方のめまいに有効です．子どもに使用することはまれです．半夏白朮天麻湯が無効なときはともかくトライしましょう．

漢方は養生のひとつ

　日常生活の管理は大切です．こんなことは実は多くの人がわかっているのですね．でもそんな煩わしい，面倒くさい日常管理をしないで，訴えや病気を治したいと虫のよいことを願っているのですね．それが虫がよすぎることだと納得することが大切です．それぞれが実は気がついている当たり前の日常生活の管理はしっかりとやるという，当たり前の所作を行った上での漢方治療です．暴飲暴食はしない．ストレスが少ないように．お酒は控えめに．タバコは吸わない．適度な運動を．こんな当たり前のことを行うのです．

疲れ・だるさ

どんな疲れ・だるさにも

補中益気湯 ㊶

1包・1日3回 食前

　疲れの万能薬です．体力・気力が増します．疲れにともなう随伴症状もよくなります．気合いを入れればなんとかなるのにというときに有効です．

効果なし

必読　気力を増す漢方薬のファーストチョイス

　疲れの万能薬であると同時に，疲れを訴える患者さんに処方すると他の訴えや症状もよくなります．森全体を元気にしているのです．僕も仕事で疲れ果てると愛用しています．補中益気湯を飲むときは，通常飲んでいる漢方薬は中止します．補中益気湯はがんばれば何とかなる，なんとなく気合いが入らない，そんな感じのときに有効です．「軍隊に入れば治るだろう」といった感じです．気合いを入れてもダメだというときは，十全大補湯が有効です．ともに人参と黄耆が入っています．そんな薬を参耆剤といい，半夏白朮天麻湯，加味帰脾湯，清心蓮子飲，清暑益気湯，人参養栄湯，大防風湯なども参耆剤です．

十全大補湯 (じゅうぜんたいほとう)

48

1包・1日3回
食前

補中益気湯で効果が少ないときに使用します．貧血様症状も改善します．気合いを入れてもダメだというときに有効です．

わからないものはそのまま理解しよう

1993～1998年まで英国のオックスフォード大学の大学院に5年間留学し移植免疫学で学位を取りました．サイエンスのど真ん中にいました．いまでも整合性に欠ける理屈は大嫌いです．わからないものはわからないと説明されたほうが腑に落ちます．漢方の仮想的病理概念を羅列されても，はじめは不信感が増すだけと思います．以前は漢方にはまったく興味はありませんでした．セカンドオピニオンを保険診療として本邦で最初に行い，西洋医学の限界に気がつき，そして漢方に惹かれました．松田邦夫先生に出会い，漢方の正しい立ち位置を理解できました．

高血圧の人に

どんな高血圧にも

黄連解毒湯 ⑮

苦いとき

1包・1日3回　食前

　もちろん西洋薬と併用です．この処方でまれに降圧剤が減量できることがあります．赤ら顔，気の高ぶり，イライラなどが収まることが多いです．

　高血圧は西洋薬で西洋医学的目標値に向けてコントロールすることが当然です．漢方エキス剤で随伴症状が結構よくなります．試してみたい方はトライしてください．西洋薬は決して止めないでください．高血圧に対して無理に漢方をトライする必要はありません．柴胡加竜骨牡蛎湯はストレスによるちょっとした高血圧には結構効きます．降圧剤なしで血圧が正常値に下がることもあります．中高年者の高血圧には釣藤散が有効なことが多いです．ともかく漢方薬は西洋医学の補完医療ですので，決して西洋薬を勝手に止めないようにしてください．

柴胡加竜骨牡蛎湯 ⑫

1包・1日3回
食前

　黄連解毒湯が苦くて，かつ効果もないときはこれを試しましょう．気持ちが落ち着き，ある程度の降圧効果もあるようです．

漢方の限界

　高血圧や糖尿病，がんなどを漢方だけで治療しようということは馬鹿げていると思っています．高血圧や糖尿病は西洋医学的治療が確立されています．西洋医学的治療を優先した上で，追加的に漢方をトライすることは有効なこともあります．がんを漢方だけで治そうというのも馬鹿げています．体験談などでがんからある「漢方薬もどき？」で生還したなどの宣伝を目にしますが，お勧めできません．藁をも掴む気持ちでいろいろとトライしたい心情には同情できますが，くれぐれも西洋医学的な加療は続行してください．

心臓のドキドキを感じたら

どんな動悸にも
炙甘草湯 (しゃかんぞうとう) 64

1包・1日3回 食前

昔の不整脈の特効薬です．動悸は当然西洋医学的治療が優先ですが，西洋医学的に問題ない，すでに処方されている，でも動悸が気になる，そんなときに昔の知恵も試してください．

→ 効果なし →

柴胡加竜骨牡蛎湯 (さいこかりゅうこつぼれいとう) 12

1包・1日3回 食前

ストレスで不整脈が生じる．不整脈はないが心臓の拍動が気になる，そんなときに使ってみてください．

　循環器疾患は当然西洋医学的治療が最優先です．しかし，今の西洋医学的処方では解決しない訴えにはぜひ漢方をトライしましょう．いろいろな訴えが少しでも楽になれば何よりです．いろいろ試してみてください．西洋医学的治療が存在しない時代は，不整脈には炙甘草湯，心不全には木防已湯，狭心症には当帰湯などが用いられていました．現代医学が進歩した今日，漢方薬を最初に処方することはむしろ馬鹿げています．

自分の症状にはこれかな？

加味逍遙散 (かみしょうようさん) ㉔

1包・1日3回食前

いろいろな訴えがあり，そのなかに動悸も含まれるようなときに効きます．他の訴えがなくても動悸に有効です．

← 効果なし

or

柴朴湯 (さいぼくとう) ㉖

1包・1日3回食前

気持ちの持ちようで動悸が静まるようなとき，他に集中するものがあるときは動悸を感じないときなどにぜひ試してみましょう．

高血圧で命を落とした漢方医達

高名な漢方医のなかには高血圧症で命を落とした人がいます．漢方が体にとってすばらしいものであれば，漢方が本当に森全体を治す効果があるのなら，高名な漢方医は長生きであるべきです．ところが，高名な漢方医すべてが長命ではありません．こんな話をすると，子どもの頃に体が弱く，漢方で元気になったような人が漢方医になるのだから，最初から元気な人と比べてはいけないと反論する人もいます．何が正しいのかわかりませんが，生活習慣病などで早死にするのはもったいないですね．

がっちりした体格の肥満の人に

どんな肥満にも

防風通聖散
ぼうふうつうしょうさん
62

効果なし

1包・1日3回 食前

飲食・アルコールの制限をしていること，適度な運動をしていることが大前提です．暴飲暴食をしながら，漢方薬でやせようなどと思っている方は絶対にやせません．

漢方だけでやせたいなどといってくる方は論外です．日常生活における努力をしてもうまくやせられない方に，漢方薬は補助的に有効です．少し下痢気味となるぐらいがよいと思います．世の中で有名な防風通聖散よりも大柴胡湯でやせる方が結構います．僕自身もそうでした．摂食制限ができる人は，防風通聖散や大柴胡湯を処方するともっとやせます．ボクサーが減量できるのと同じです．急激な減量は通常リバウンドを伴いますので，徐々にやせるほうが長期的には有益です．漢方は生活習慣改善と並行して使用するのです．自分の体によさそうな漢方薬は気長に飲みましょう．

自分の症状にはこれかな？

大柴胡湯 (だいさいことう) ⑧

1包・1日3回 食前

大柴胡湯が有効な肥満もあります．自分に合う薬を探しましょう．

僕の減量指導

まず全身が映る鏡を用意してもらいます．毎日自分の裸の全身像を見るように勧めます．そして体重計に毎日乗り，体重の変化を記録することを勧めます．運動でやせることは基本的に無理です．食生活の制限が必須です．手の届くところに間食の材料となるようなお菓子類を置かないことです．清涼飲料水は水かお茶にしてもらいます．どうしても間食をしたいときは時間を決めます．10時と3時とかですね．夕食を食べて直ぐに寝るような生活はダメです．無理なダイエットは必ずリバウンドしますので長期的にいいことはありません．まず，食事を1/3減らすように勧めています．ぼつぼつとやせるとリバウンドしません．

水太りタイプの肥満の人に

どんな水太り肥満にも

防已黄耆湯 ⓴
ぼう い おう ぎ とう

1包・1日3回 食前

筋肉量の少ない肥満に有効なことがあります．絞ると水が出てきそうな体型といってもよいです．このタイプの方は，実は結構間食を好みます．おやつや果物や砂糖入りの清涼飲料水などです．

食生活の制限で気力が衰える

絞れば水が出てきそうな肥満には防已黄耆湯です．防風通聖散や大柴胡湯では腹痛が生じることがあります．しかし，防已黄耆湯単独で無効なときは恐る恐る防風通聖散や大柴胡湯を試してみましょう．飲めるかどうかは飲んでみないと結局はわからないのです．間食を止めるとお腹が減って動けないという方がいます．こんな方には防已黄耆湯は無効です．そして大柴胡湯や防風通聖散は飲めません．そんなときに，補中益気湯で減量する気力を増しながら，徐々に間食量を減らすのです．なかなかやせませんが努力するしかありません．

補中益気湯 ㊶

1包・1日3回 食前

　やせるための気力が増す薬です．間食を減らすための気力を出すために使用します．食欲不振にも有効な漢方薬ですが，食生活の制限の気力を出させるのです．こちらも気長に構えましょう．

運動でやせることはない

　子どもは基礎代謝も亢進し，漢方では陽証です．いつも動いています．よほど食べ過ぎない限り太ることはありません．むしろ大きくなるのですからしっかり食べないとダメですね．大人になると，運動だけでやせるのは結構大変です．毎月 100 km を走っている，毎月 500 km 自転車に乗っている，毎月 20 km を泳いでいる，そんな人は結構食べても太りません．ところが普通の人は食べる量を減らさないとやせないのです．そこを肝に銘じないとやせることは通常は不可能です．

しゃくだけど昔と違う

初老期のどんな訴えにも

牛車腎気丸（ごしゃじんきがん）

107

1包・1日3回 食前

初老期に起こるいろいろな変化をできる限りよくしようとして作り上げられたパッケージです．腰痛，膝痛，しびれ，間歇性跛行，頻尿，気力の低下，性機能の低下などに効きます．

釣藤散（ちょうとうさん）

47

1包・1日3回 食前

初老期に起こるいろいろな変化のうち，めまい，高血圧，頭痛などはこちらが効きます．

　牛車腎気丸は初老期の特効薬です．病気ではないがなんとなく数年前よりも元気がないなと感じるときなどに使用します．そんななんとなく年のせいで元気がなくなった状態を改善するパッケージなのです．ですから初老期の症状全てが楽になる可能性があるのですね．牛車腎気丸から牛膝と車前子を抜いたものが八味地黄丸でこちらも初老期の訴えに有効です．初老期の訴えとしては，難聴・耳鳴り，白内障などもあります．難聴・耳鳴りにはまれに効きます．白内障はレンズ交換の手術がベストです．高齢者のめまいや高血圧，頭痛などには釣藤散が好まれます．

自分の症状にはこれかな？

漢方川柳　その2

> 年とったかな？
> そんな時には
> 腎気丸
> （牛車腎気丸 107）

★初老期の訴えは腎虚と言われます．腎虚の特効薬は牛車腎気丸 107 ですよ．

男女を問わず更年期もどき

どんな更年期障害もどきにも

加味逍遙散 (かみしょうようさん) 24

1包・1日3回 食前

まず，これをトライしましょう．あえていうなら，いつも不満を探しているような方です．

女神散 (にょしんさん) 67

1包・1日3回 食前

加味逍遙散無効時はこれで．あえていうなら，いつも同じことに不平不満をいっているタイプです．

更年期障害もどきとは，閉経とは関係なくてよいのです．20〜80歳ぐらいまで，また男性でも有効ということです．いつも病気を探しているような方で，くよくよ，ぐずぐずしているタイプに有効です．なんといっても加味逍遙散が横綱的存在です．しかし，これですべてが解決する訳ではありません．加味逍遙散が効かない時は次々に処方を変更しましょう．漢方は100％の打率ではありませんが，つぎつぎに札が出せます．結果的によくなればそれでよいのです．いろいろと試してみましょう．ある程度経験を積むと，順番の変更も可，他の漢方薬の使用も可です．そして打率が徐々に上がっていきます．

自分の症状にはこれかな？

抑肝散（よくかんさん） 54

1包・1日3回 食前

女神散無効時はこれで．あえていうなら，気持ちのコントロールがきかないタイプです．

柴胡加竜骨牡蛎湯（さいこかりゅうこつぼれいとう） 12

1包・1日3回 食前

ドキドキ，ハラハラ，イライラしているタイプです．実は，虚弱な人にもけっこう有効です．

注目 すこしでも良くなったことを探して

更年期障害もどきのときは，いろいろと訴えを探したくなります．ともかく調子が悪いのですね．調子が悪いことを感じることでますます調子が悪くなります．すこしでも良くなったことを見つけましょう．加味逍遙散やそのほかの漢方薬を飲んで，突然全てが解決することはありません．前向きとなる姿勢が大切です．自分の変化を感じることが大切です．困ることを順番に記載して，その順番の変化を心に刻むことも有効です．ちょっとした良い兆候に気を配ることもいいことです．前向きになれるように日常生活を送りましょう．

膀胱炎と言われたら

どんな膀胱炎にも
猪苓湯 ㊵

頻尿が長引くとき

1包・1日3回 食前

　膀胱炎は抗生剤の使用に決まっています．抗生剤と併用して，飲水量を増やして，膀胱炎を治しましょう．

　膀胱炎が頻回の場合は，その原因の解決を泌尿器科の先生にお願いしましょう．便の拭き方，性交渉，それ以外の問題などいろいろとありますし，それを解決すれば膀胱炎の頻度が減ることもあります．抗生剤を飲めないようなときは，猪苓湯が重宝します．漢方の出番は，細菌性の膀胱炎が治ったといわれているのに，頻尿が続く無菌性再発性膀胱炎です．それに対して有効な西洋薬はないので，ぜひそんな時には猪苓湯合四物湯をトライしてください．気長に飲むと尿の回数が減ります．猪苓湯合四物湯とは猪苓湯と四物湯という2つの漢方薬を合わせたものです．

猪苓湯合四物湯 ⑫

1包・1日3回
食前

　抗生物質によって尿の細菌はなくなったが，頻尿が治らない．そんなときに気長に内服しましょう．だんだんと頻尿が治っていきます．

まず当たり前のことを
　女性は尿道と肛門の距離が短いですね．男性はペニスがあるので，肛門の雑菌がペニスから入る可能性が少ないのです．この尿道と肛門の距離が短いという当たり前のことを理解していない女性が実は結構いるのですね．肛門から尿道の方に向かって拭いたのでは，雑菌を尿道に誘導しているようなものですね．拭き方は尿道側から肛門に，つまり前から後ろに決まっているのです．性交渉の後に清潔にすることも膀胱炎を繰り返す人には有効ですね．また，おしっこがたくさん出ていれば少々のばい菌が尿道から侵入しても，洗い流されます．ですから尿意を我慢しないことも大切ですね．

イボ痔

どんなイボ痔にも

乙字湯 3

**1包・1日3回
食前**

イボ痔の特効薬です．軽いときから使用しましょう．

効果が
少ないとき

下痢のとき

外科で手術を勧められているようなイボ痔もよくなることがあります．乙字湯で便通が整います．乙字湯で下痢となってしまっては痔は悪化しますので，下剤の効果のない桂枝茯苓丸に変更しましょう．無効な時は桂枝茯苓丸と乙字湯の併用が有効です．軟膏も併用します．西洋薬の軟膏でも漢方薬の紫雲膏でも有効です．イボ痔は悪性腫瘍ではありませんから，あえて手術を急ぐ必要はありませんが，漢方薬でもよくならないときは手術をしましょう．手術をすると決めたら早いほうが，すっきりします．漢方薬で治ればそれは嬉しいですよね．僕のイボ痔は大柴胡湯と桂枝茯苓丸でよくなりました．

自分の症状にはこれかな？

乙字湯 ③

＋

桂枝茯苓丸 ㉕

1包・1日3回食前

乙字湯単独よりも効果的です．気長に飲みましょう．

桂枝茯苓丸 ㉕

1包・1日3回食前

乙字湯で下痢となってはかえって痔は悪化します．大黄を含まない桂枝茯苓丸に変更します．

注目 イボ痔には注意

大腸がんは増加しています．大腸がんの症状のひとつが下血です．イボ痔が原因と思って，大腸がんを見逃したのでは本末転倒です．古い血液は赤ではなく黒褐色となりますので，そんな便の時も大腸がんを疑いましょう．健診での便潜血検査も有用です．自己判断でイボ痔と思って対処して手遅れとなることがないようにしてください．大腸がんも早期のものは肛門からの内視鏡で処置可能なこともあります．また，お腹を大きく切らずに，腹腔鏡で治療可能な大腸がんも増えています．漢方は症状を結構よくしますので，漢方の内服でかえって隠れた大病を見逃さないように注意してください．

おしっこが近い

どんな頻尿にも

牛車腎気丸 107

1包・1日3回 食前

最初は，牛車腎気丸で夜尿の回数が1回ぐらい減少することを目標にしましょう．

よりがっちり

少しでもよい

ドキドキ，ムカムカ

　年齢を重ねると，いろいろと若い頃とは異なる体調変化を感じます．そんなすべての症状をできるかぎりよくする昔の知恵のパッケージが牛車腎気丸です．牛車腎気丸から生薬を2つ抜いたものが八味地黄丸です．どちらもほぼ同じ効果です．現代風の病名は前立腺肥大による頻尿ですが，女性の頻尿にも実は有効です．頻尿の目標は，まず尿の回数を1回減らすこと．最初から若い頃のようにもどることを期待したのではがっかりします．夜中のトイレが1回でも減れば熟眠感は増しますので，自分の目標設定はまず控えめにしましょう．これはどの漢方治療にも当てはまります．

竜胆瀉肝湯 (りゅうたんしゃかんとう) ⓻⑥

1包・1日3回食前

　初老期までいかない，あるいは年齢的には初老期だがとても元気な人向けの薬です．

牛車腎気丸を続行 (ごしゃじんきがん) ⑩⑦

1包・1日3回食前

　少しでもよいかなと思えば，続行です．3〜6ヵ月飲んでもらったほうが効果がわかります．

清心蓮子飲 (せいしんれんしいん) ⑪⑪

1包・1日3回食前

　牛車腎気丸の地黄でムカムカする方用です．弱々しい方用です．元気を出す人参と黄耆を含んでいます．

突然に若い頃にもどるのは無理

　さんざん無理をして，不摂生をして，そして不調となって人は苦しみます．そして西洋薬剤でも漢方薬でも，なんでも利用して少々良くなります．そんなときに人は強欲で，遙か昔の若い頃に戻りたいと思うのです．思うのは自由で，そしてそんなことは通常無理だと納得するのが当たり前ですが，中には，青春時代に戻る幻想を抱き続ける人がいます．それが不幸なのです．上手に歳を取ること，歳を取った自分を受け入れることも実は大切な生き方と思っています．

インポテンツ

- 年齢を感じてのインポテンツ
- 精神的なインポテンツ
- 虚弱者のインポテンツ

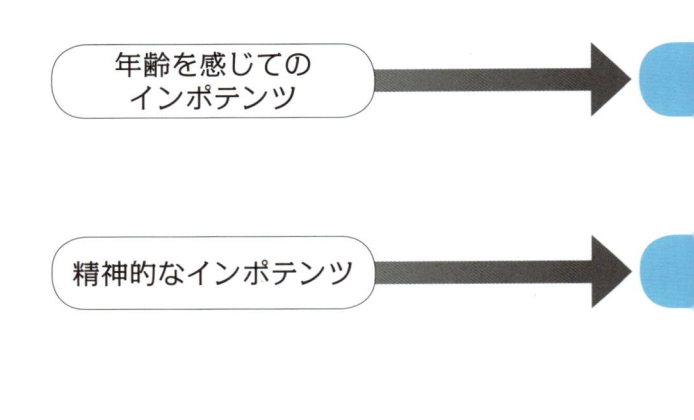

　西洋薬であるバイアグラ®などのED治療薬を飲んでいるときは，それを続行します．それらと併用すると思った以上にインポテンツに漢方薬は有効です．牛車腎気丸は初老期以降の衰えを改善するパッケージです．むしろインポテンツ以外を目標にして，偶然にもインポテンツが治るとびっくりしますね．精力減退がくるような年齢ではないのに，精神的な疲れでインポテンツもどきになっている患者さんには，柴胡加竜骨牡蛎湯です．さらに弱々しければ桂枝加竜骨牡蛎湯です．気長に試してみましょう．うつを改善する西洋薬は，性欲を減退させる場合もあるので漢方の出番ですね．

自分の症状にはこれかな？

牛車腎気丸 (ごしゃじんきがん) 107
1包・1日3回 食前

インポテンツにはこれです。西洋薬にはかないませんが，併用で使用します。西洋薬が副作用で使用できないときも漢方の出番ですね．

柴胡加竜骨牡蛎湯 (さいこかりゅうこつぼれいとう) 12
1包・1日3回 食前

精神的なインポテンツにはこれか，桂枝加竜骨牡蛎湯が試みられます．精神的なインポテンツに有効な西洋薬はないですから，試す価値ありです．

桂枝加竜骨牡蛎湯 (けいしかりゅうこつぼれいとう) 26
1包・1日3回 食前

虚弱な方で，精神的な原因も重なっているときなどはこれです．

注目 地黄煎餅

江戸時代，地黄を煎餅状にしたアメが，遊郭の前で大好評を博していたそうです．遊郭に行く前に，遊郭で遊んだ後に地黄を精力剤として使用したのです．戦後まで地黄煎町という名前は金沢などにはあったそうです．その地黄が，八味地黄丸や牛車腎気丸には含まれています．バイアグラ® がないときもなんとか「元気でいたい」と思ったのでしょう．オットセイの陰茎などが高値で売られていたそうです．オットセイは一匹のオスと多数のメスが暮らすとのことで，そんな姿に永遠の青春時代を昔の人も思い描いたのでしょうか．

JCOPY 88002-190

悪夢

どんな悪夢にも

桂枝加竜骨牡蛎湯 ㉖

1包・1日3回 食前

夢見が悪いことがあります．たまにそういうことが起こっても問題は少ないですが，頻回となると精神的ストレスになりますね．そんなときにトライしてください．古典では未亡人が鬼と性交渉をするような夢をみるときにも有効と書かれています．

　古典では未亡人が鬼と性交渉をするような夢をみてうなされるときに有効といわれています．試す価値はありますね．落ち着いて眠れたりします．一方で，精神的なインポテンツにも有効といわれています．不思議な薬ですね．性的に元気がないインポテンツにも，また性的に興奮するような夢にも，自慰行為が頻回な場合などにも有効という漢方らしい特性を持つくすりと思っています．漢方は足し算の結晶ですから，ひとつの漢方薬が反対の症状にも有効というような不思議なことが起こりえます．

自分の症状にはこれかな？

漢方川柳　その3

後家さんの
悪夢も治す
桂枝加竜牡
（桂枝加竜骨牡蛎湯㉖）

★竜骨と牡蛎は気持ちを鎮める作用があるのですよ．化石とカキの殻ですよ．

生理がくると楽になる人に

どんな月経前緊張症にも

抑肝散（よくかんさん）54

→ 効果なし

1包・1日3回 食前

　生理の前に気が高ぶって，イライラするという方におすすめです．生理前に自分をコントロールできなくなるような情緒不安定にも効きます．

　生理前にどうしようもないほどイライラするときにはまず抑肝散．字のごとく気持ちの高ぶりを沈める薬です．小児の夜泣き，不眠，認知症で暴れるなどなどいろいろと有効です．僕も不眠時には愛用しています．月経前症候群も婦人科疾患ですので，当帰芍薬散や桂枝茯苓丸が有効なこともあります．婦人科がらみではともかく当帰芍薬散，加味逍遙散，桂枝茯苓丸の3大横綱漢方がおすすめです．

加味逍遙散（かみしょうようさん） 24

→

桃核承気湯（とうかくじょうきとう） 61

1包・1日3回
食前

イライラで抑肝散が無効時はこれで．くよくよイライラしている方ですが，抑肝散無効時にも有効なことがあります．

1包・1日3回
食前

下剤の成分を含んでいます．腹痛を伴う下痢となって苦しいときは中止です．軽い腹痛はむしろ気持ちよいという場合はいろいろな訴えが治る可能性大です．

漢方理論　瘀血

症状から理解するのではなく，瘀血を治す駆瘀血剤が効く状態と思い込みましょう．駆瘀血剤の横綱は桂枝茯苓丸，当帰芍薬散，桃核承気湯などです．瘀血の状態として，目の周囲のクマ，舌の裏の静脈の怒張，臍周囲の圧痛，痔，静脈瘤，打撲，捻挫など「古い血の滞り」のような状態が列挙されます．それを覚えるよりも，まず駆瘀血剤で良くなる状態が瘀血だと割り切ることが理解を助けると思っています．駆瘀血剤は柴胡剤との相性がよく頻用されます．桂枝茯苓丸＋大柴胡湯，当帰芍薬散＋小柴胡湯などはある意味万能薬です．

経血量が多い人に

どんな経血量過多にも

芎帰膠艾湯（きゅうききょうがいとう）

(77)

1包・1日3回 食前

婦人科でがんではないことは検査済み．子宮筋腫といわれているが，経血量が多く困っている．閉経すれば子宮筋腫は小さくなるので手術しないでがんばりたい．そんなときに試してみるのです．また，子宮内膜症などで生理痛がひどく経血量が多い方にも有効です．

昔は下半身の出血に芎帰膠艾湯を使用しました．痔からの出血，膀胱からの出血，そして月経血過多です．言うまでもないですが，現代では西洋医学的な検査は実施済みであることが前提です．子宮筋腫や子宮内膜症で生理用品の使用頻度がとても多い方に喜ばれることがあります．試して効けば儲けものですね．ともに閉経すると出血は収まるそうです．がんでないことを確かめておくことは大切です．

生理・妊娠・出産の悩みに

生理・妊娠・出産で悪化する どんな症状にも

当帰芍薬散（とうきしゃくやくさん） 23

1包・1日3回 食前

生理・妊娠・出産で悪化するどんな症状にも，まずトライしましょう．けっこう効果的です．生理に関する症状ですので，少なくとも1ヵ月以上は内服して，生理での変化を確認しましょう．

当帰芍薬散は，生理・妊娠・出産で悪化する症状に有効なことがあります．つまり生理で悪化する片頭痛，下肢や陰部の静脈瘤の痛み，冷え，むくみ，また習慣性流産，出産後の腰痛などなど，何でも有効な可能性があります．100％は当たりませんが，そのかわりに何にでも効く可能性があるのが漢方の魅力です．

JCOPY 88002-190

妊娠中にも漢方

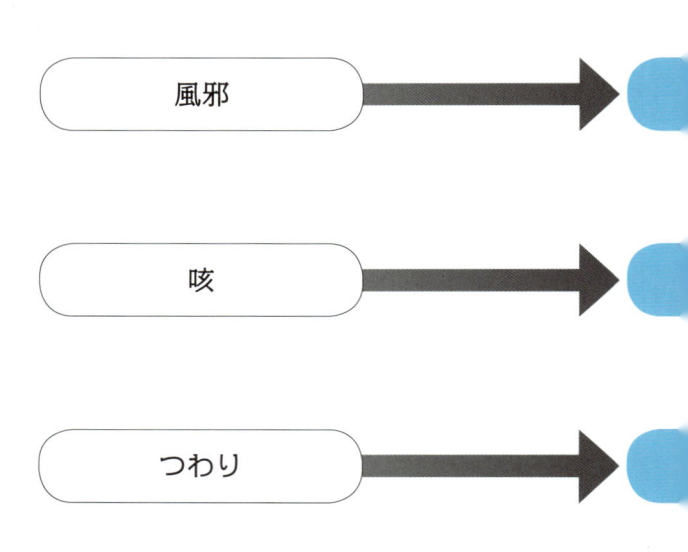

```
風邪  →
```

```
咳  →
```

```
つわり  →
```

　妊娠時は，通常はがっちりタイプ（実証）の方も，いくぶん弱々しくなります．風邪には妊娠というキーワードだけで処方するのであれば桂枝湯です．妊娠以前から飲んでいる漢方薬は続行して問題ないとされていますが，注意しながら継続しましょう．エキス剤であれば，妊娠を知らずに1ヵ月飲んでも何も起こりません．エキス剤で流産したという報告もありません．しかし妊娠中には飲むことの利点と飲まないことの欠点をよく考えましょう．通常はもっと気軽な気持ちで漢方薬は内服して問題ありません．

自分の症状にはこれかな？

桂枝湯（けいしとう） ㊺
1包・1日3回 食前

妊娠時の風邪にはまずこれをトライ．香蘇散でもOKです．

麦門冬湯（ばくもんどうとう） ㉙
1包・1日3回 食前

妊娠時の空咳にどうぞ．

小半夏加茯苓湯（しょうはんげかぶくりょうとう） ㉑
1包・1日3回 食前

冷やして飲みます．吐いても少しずつ飲めばよいのですが，飲水ができないほどのつわりは入院で点滴です．人参湯が有効なことも．こちらは温めて飲みます．

漢方の名前の由来　代表的な生薬1つを示す

漢方は生薬の足し算ですので，他にも生薬は配合されていますが，代表的な生薬の名前を冠しています．漢方は生薬の足し算ですので，この名前として冠されている生薬以外の生薬が含まれています．葛根湯，桂枝湯，麦門冬湯，麻黄湯，呉茱萸湯，人参湯，猪苓湯，薏苡仁湯，茵蔯蒿湯，釣藤散，麻子仁丸などがこの本では登場します．また別名で登場するものもあります．小青竜湯は，麻黄の別名である青竜にちなんでいます．真武湯は附子の別名にちなんでいます．

乳腺痛

どんな乳腺痛にも

当帰芍薬散(とうきしゃくやくさん)

㉓

1包・1日3回食前

乳腺痛にはぜひトライ．生理に伴って痛みが生じるときは著効します．念のため西洋学的検査でがんを除外して，そして痛みが気にならなくなれば内服は不要．がんでないといわれても，でも痛いというときには漢方で．

　乳腺痛で発症する乳がんはまれです．乳腺の相談は乳がんの外来に行き，マンモグラフィーや超音波を施行されます．そこで乳がんではないと診断されると，痛みに対しては経過観察です．そんなときに，ぜひ当帰芍薬散をトライしてください．桂枝茯苓丸や桃核承気湯なども有効です．漢方は乳がんそのものには無効でしょうが，乳房のいろいろな訴えには本当に有益です．

不妊症・習慣性流産

どんな不妊症・習慣性流産にも
当帰芍薬散(とうきしゃくやくさん) ㉓
1包・1日3回食前

不妊治療において，西洋医学的治療は格段の進歩を遂げました．まだまだ若くて十分な時間があるときは漢方薬だけでがんばってもよいですが，基本は西洋医学的不妊治療です．

　当帰芍薬散は出産関連の訴えの特効薬です．不妊症，習慣性流産，産後の肥立ちの悪いときなどに頻用されましたし，現在でも頻用されています．一方で温経湯も排卵誘発などを目的に使用されています．ともかく西洋医学的治療が最優先です．補完医療として並行して使用しましょう．不妊の原因は昔は女性サイドのものがほとんどと思われていましたが，実は男性側の，つまり精子の問題も結構多いのですね．精子は一個あれば人工授精が出来るそうです．不妊に関しては漢方は補完医療に徹して，素晴らしい進歩を遂げた現代産科医療で頑張りましょう．

体格で飲み分ける漢方薬

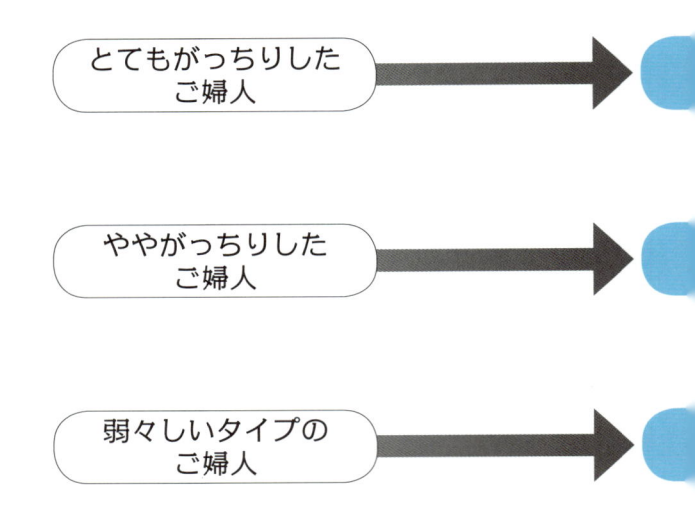

```
┌──────────────┐
│ とてもがっちりした │ ──────▶
│   ご婦人      │
└──────────────┘

┌──────────────┐
│ ややがっちりした  │ ──────▶
│   ご婦人      │
└──────────────┘

┌──────────────┐
│ 弱々しいタイプの  │ ──────▶
│   ご婦人      │
└──────────────┘
```

　桃核承気湯は下剤の効果もあるので，弱々しいタイプの方がトライすると腹痛が強くなり嫌われます．がっちりタイプ（実証）の方では，少々の腹痛はへっちゃらでむしろ気が晴れるほど便がすっきり出ます．当帰芍薬散，桂枝茯苓丸，加味逍遙散が婦人科の頻用処方です．まず試してみましょう．効かなくても特別副作用はありません．加味逍遙散が更年期障害の第一選択ですので，それ以外を当帰芍薬散と桂枝茯苓丸でカバーすれば結構選択できます．

自分の症状にはこれかな？

桃核承気湯(とうかくじょうきとう) ㉖

1包・1日3回 食前

便秘気味で快便を促すとともに気が晴れ，いろいろな婦人科的症状が治ります．弱々しい方が内服すると腹痛が生じます．

桂枝茯苓丸(けいしぶくりょうがん) ㉕

1包・1日3回 食前

ややがっちりしているご婦人用ですが，弱々しい方が内服しても副作用などは何も起きません．

当帰芍薬散(とうきしゃくやくさん) ㉓

1包・1日3回 食前

婦人科疾患の第一選択です．体格を間違えても何も副作用は起きません．特に生理，出産，妊娠に関するどんな症状にも著効する可能性が高いです．

漢方理論　気血水

　現代医学的治療で治らない症状や訴えをできる限り軽くしよう，治そうというときにこの気血水理論は役に立ちます．しかし敢えて気血水の定義をしません．気血水そのものの定義から入ると，なんとなく胡散臭さを感じる人が少なくないからです．ではどうやって気血水の定義をしないで，かつ気血水理論を処方選択に取り入れるのでしょうか．それは気血水の病態を処方から理解するのです．多くの本で気血水の病態は6種類です．「気虚」「気逆」「気うつ」「血虚」「瘀血」「水毒」です．つまりこの6つをまず理解し，そして処方選択に有効活用し，将来的に皆さんの気血水感を持てばいいと思っています．

103

おねしょ

どんな夜尿にも

小建中湯 99

1包・1日3回 食前

まず虚弱児の特効薬である小建中湯を試しましょう．元気になるにしたがって，おねしょの回数も減少します．

効果なし

子どもがおねしょをするのは当然のことですが，それが頻回なときなどが問題です．精神的なストレスが原因のことも多く，発達の問題のこともあり，小児科の先生がしっかり加療してくれます．漢方薬は補助的に使用すればよいのです．おねしょは親御さんも心配しています．こころを広くあたたかく子どもを見守ることが大切ですよね．寝る前にたくさんのお水を飲ませない，就寝前にトイレに行かせるなどの当たり前のこともやりましょう．

八味地黄丸 (はちみじおうがん) ⑦

1包・1日3回
食前

　初老期の衰えのパッケージ的漢方薬ですが，子どもの夜尿にも有効なことがあります．

漢方の名前の由来　大または小がつくもの

　小柴胡湯は柴胡剤で大柴胡湯に相対するものです．小建中湯と大建中湯はともに中焦（消化機能）を建て直す処方です．大防風湯は防風を含み15種の生薬より成ります．大承気湯は気を巡らす処方の1つです．他に小青竜湯，小半夏加茯苓湯などがあります．ちなみに大黄甘草湯は生薬名の大黄に由来します．

夜泣き

どんな夜泣きにも
芍薬甘草湯 ㊻

**1包・1日3回
食前**

まず芍薬甘草湯を試しましょう．芍薬甘草湯の効果はすぐに現れます．7日トライしましょう．

必読

母子同服

夜泣きの特効薬は甘麦大棗湯といわれていますが，まず芍薬甘草湯を試しましょう．効果があればすぐに現れます．また芍薬甘草湯は多くの医療機関には常備してある漢方薬です．芍薬甘草湯で様子をみながら，無効時に甘麦大棗湯をトライしましょう．抑肝散は母子同服といって，母親も子どもと同じく抑肝散を飲むと子どもの夜泣きに有効であるといわれています．母親の怒りが子どもに伝わると考えたのでしょう．子どもを虐待するような時世には抑肝散のこんな方法も有効かもしれません．

甘麦大棗湯（かんばくたいそうとう）72 → 抑肝散（よくかんさん）54

1包・1日3回 食前

夜泣きの特効薬といわれています．こちらはすぐに効くこともありますが，4週間ぐらいは様子をみましょう．

1包・1日3回 食前

怒りを抑える漢方薬です．夜泣きにももちろん有効です．これも4週間ぐらいは様子をみましょう．

漢方理論　気逆

日常用語で「ヒステリーのようだ」と言われるような状態で桂枝湯類や苓桂朮甘湯が効く状態と理解しましょう．頭にカーッと気が上る，こんなことを自分自身でも，またお友達でも経験したことはあると思います．いわゆる日常会話のヒステリーのような状態に，桂枝湯類が効くことがあるのです．こう考えると，今の医学で治らないような状態の1つが，漢方処方と結びつき，そして症状が治る，または楽になることがあります．処方選択に役立つということです．

子どもの常備薬

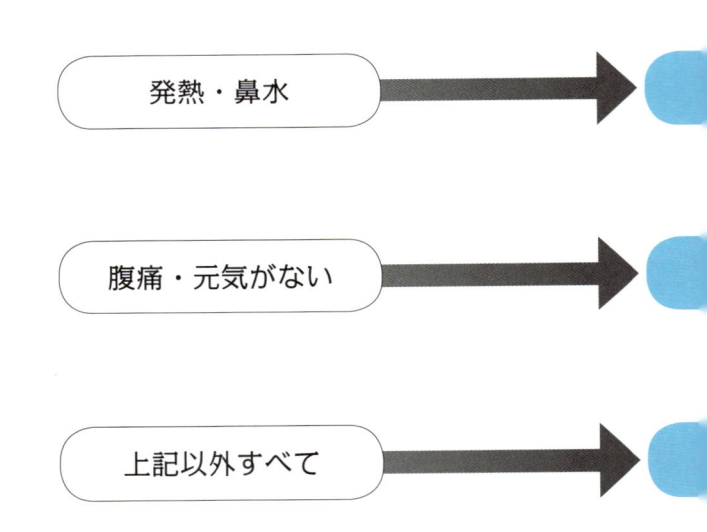

```
┌──────────────────┐
│   発熱・鼻水      │ ━━━▶
└──────────────────┘


┌──────────────────┐
│  腹痛・元気がない  │ ━━━▶
└──────────────────┘


┌──────────────────┐
│   上記以外すべて   │ ━━━▶
└──────────────────┘
```

　お子さんがいるお宅には，麻黄湯，小建中湯，五苓散の常備をしてください．これでほとんどのお子さんの訴えに対処可能です．発熱性疾患には麻黄湯，お腹の痛みや虚弱児のお子さんには小建中湯をトライしてください．麻黄湯と小建中湯が適応となる症状以外の訴えには，すべて五苓散でお子さんには対処可能なのです．そんな芸当が漢方ではできるのですね．五苓散は頭痛，乗り物酔い，めまい，下痢，嘔吐，夏バテなどにも有効なのですから．

　子どもは機嫌が良く，顎が胸に付けば（髄膜炎の除外）重篤な病気はありません．

自分の症状にはこれかな？

麻黄湯（まおうとう） 27
1包・1日3回食前 または頓服

子どもの発熱にはまずこれで．ついでに鼻水，花粉症もどきにも効きます．

小建中湯（しょうけんちゅうとう） 99
1包・1日3回食前

子どもの腹痛や，元気がないときはこれです．

五苓散（ごれいさん） 17
1包・1日3回食前 または頓服

頭痛，乗り物酔い，めまい，下痢，嘔吐，腹痛，暑気あたりなど何でも効きます．発熱にも効きます．

漢方理論　水毒

　水毒とは五苓散などの利水剤が効く状態と単純化します．漢方が効かないときに，昔は「怪病は水の変」などと言っていました．おかしな，良く治らない病態は，水毒の可能性があるということです．水毒を治す薬が五苓散を筆頭とする利水剤です．そうすれば，五苓散が治せる病気に，乱暴な言い方をすれば，すべての訴えがあっても不思議ではないのです．こんな風に考えると，こんな病気や訴えまで本当に治るのかと思う前に，こんな訴えまで治ることがあるんだなと理解すればたやすいと思います．

しょっちゅうお医者さんにかかる子どもに

どんな虚弱児にも

小建中湯（しょうけんちゅうとう）99

1包・1日3回 食前

虚弱児の第一選択．根気よくトライしましょう．多くはこれでよくなります．

→ 効果なし →

六君子湯（りっくんしとう）43

1包・1日3回 食前

食欲がないことがメインターゲットです．食欲が増すにしたがっていろいろな症状が改善します．

　虚弱児なお子さんにはぜひ漢方をトライしましょう．それも小建中湯をトライしてください．虚弱なお子さんを治す王様的漢方薬です．元気が出ます．頭の回転が速くなります．食欲が出ます．運動能力も上がります．小建中湯が無効なときは根気よく次々に漢方薬をトライしてください．1つが無効でも根気よく体に合う漢方薬を探しましょう．小建中湯は，虚弱児以外に，大人でも食が細くてしょうがないという方には使用可能です．食べてもすぐにお腹が一杯になる，体重が増えない，そんなときにも使える漢方薬です．

自分の症状にはこれかな？

→ **補中益気湯** (41)

効果なし

1包・1日3回 食前

気力・体力を増す基本処方です．気力が増すにしたがって，いろいろな症状が改善します．

→ **柴胡桂枝湯** (10)

効果なし

1包・1日3回 食前

左の3つが無効な時などに使用します．柴胡桂枝湯は万能薬ですので，ともかく困ったときはトライしてみましょう．

子どもの内服量

　子どもの内服量は，実はいい加減です．漢方薬は生薬の足し算とバランスですが，総量はあまり問題ありません．麻黄や大黄などの不快な作用が出なければよいだけです．しかし，一応の目安はあります．基本的には小学生は成人量の約1/2，幼稚園は約1/3，それよりチビは約1/4としています．保険適用漢方エキス剤は通常1包に2.5gが含まれています．それの1/4といわれても難しいですね．なんとなく目分量でオーケーということです．間違って，1包飲んでもほとんど問題ありません．

脈打つ頭痛 (片頭痛)

どんな片頭痛にも

呉茱萸湯 ㉛

1包・1日3回 食前

片頭痛にはトリプタン製剤が特効薬です．呉茱萸湯を併用するとトリプタン製剤の使用頻度が減ります．

美味しい

まずいが飲める

まずくて飲めない

西洋医学的に精査が終了し片頭痛と診断され，特効薬であるトリプタン製剤を使用している人が対象です．呉茱萸湯は毎食前に飲んでもらいます．さらに発作時に頓服しても効果があります．呉茱萸湯が合えば，5人に1人ぐらいがトリプタンの内服が不要になります．不要にならなくても，トリプタンの使用量が減少します．トリプタン製剤は片頭痛の特効薬として登場しました．実によく効きます．しかし難点は保険診療でも高価です．そこで呉茱萸湯で頭痛の頻度が減ったり，片頭痛の程度が楽になれば儲けものなのです．呉茱萸湯は安いですからね．副作用もなく，ただ苦くて飲みにくいことがあるだけです．

自分の症状にはこれかな？

➡ ### 呉茱萸湯を続行 ㉛

1包・1日3回食前

　美味しいという方は片頭痛がよくなる可能性が高い．効いていなくてもしばらく続行してみましょう．

➡ ### 呉茱萸湯を続行 ㉛

1包・1日3回食前

　まずくても飲めるという人もよくなる可能性が高いです．

➡ ### 五苓散 ⑰

1包・1日3回食前

　まずくて飲めないという方には通常無効です．漢方を諦めるか，五苓散に変更します．生理で悪化する片頭痛には当帰芍薬散や当帰四逆加呉茱萸生姜湯が有効なことも．

注目

漢方薬の味は大切

　味は大切です．呉茱萸湯は結構苦いです．呉茱萸湯が効く人は，呉茱萸湯を美味しい，またはまずいが飲めるといいます．まずくて飲めない人が無理して飲んでも無効です．他の漢方薬にも当てはまることです．「良薬口に苦し」とも言いますが，あまりにまずい漢方薬はやはり体に合わないのですね．美味しいと感じる漢方薬は体に合っている可能性が高いのです．六君子湯などは甘いのですね．六君子湯は食欲がないときなどには妙に美味しいのです．ところが元気になるとその甘さが嫌になることがあります．漢方薬の味に対する自分の感性は大切と思ってください．

いろいろな頭痛に

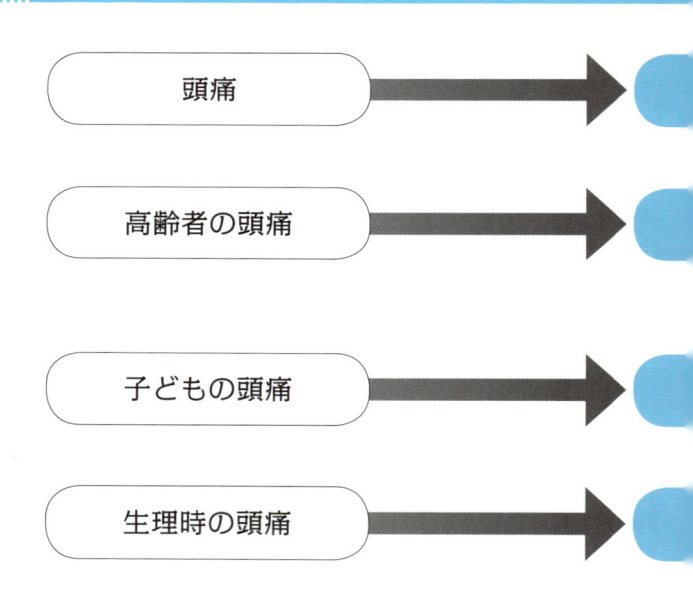

- 頭痛 →
- 高齢者の頭痛 →
- 子どもの頭痛 →
- 生理時の頭痛 →

　僕はときどき頭痛になるとロキソニン®を飲んでいます．漢方薬をいろいろ試しましたがロキソニン®のほうがよいですね．ところが，西洋薬の痛み止めよりも漢方薬のほうがよいという人も多いのです．洋の東西を問わず，自分に合うものを探せばよいのです．頭痛が頻回になると西洋薬の鎮痛薬をたくさん内服し，かえって薬剤誘発性の頭痛で困っている人もいます．西洋薬が多量投与とならないように漢方薬を使用することは理にかなっています．

自分の症状にはこれかな？

葛根湯 (かっこんとう) 1
頓服

葛根湯や麻黄湯は麻黄が入っています．麻黄剤は鎮痛薬です．まず試しましょう．

釣藤散 (ちょうとうさん) 47
1包・1日3回 食前

お年寄りのめまいや頭痛に試す価値があります．桂枝人参湯で有効なこともあります．

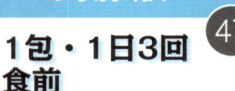

五苓散 (これいさん) 17
頓服

子どもの常備薬は麻黄湯，小建中湯，五苓散です．五苓散も麻黄湯も頭痛に有効です．

当帰芍薬散 (とうきしゃくやくさん) 23
1包・1日3回 食前

生理の訴えにはすべて当帰芍薬散です．生理時の片頭痛で呉茱萸湯が無効なときにも有効です．当帰四逆加呉茱萸生姜湯が有効なこともあります．

漢方の名前の由来　湯，散，丸

葛根湯，五苓散，八味地黄丸などがありますが，おしりの字の「湯」，「散」，「丸」とはなんなのでしょうか．モダン・カンポウで使用する漢方薬は漢方エキス剤ですが，昔は多くは生薬を水に入れて煮だしたのですね．滓を取ってスープを飲むようなイメージが湯です．一方，散は昔のミキサーのような器械で生薬を粉々にして飲みます．丸は粉々にした散を蜂蜜などで丸めて丸薬としたのです．一方で散や丸の分量をお湯に入れて，煎じて飲む方法を料と言います．エキス剤の五苓散や八味地黄丸は実は，五苓散料や八味地黄丸料のエキス剤です．

神経痛には

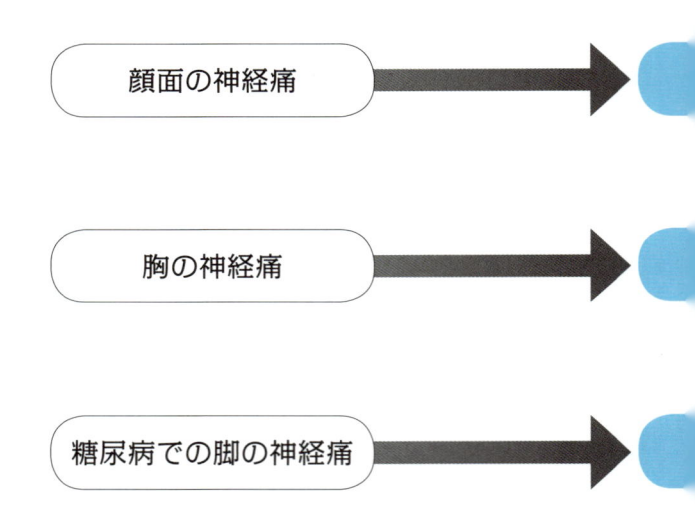

顔面の神経痛

胸の神経痛

糖尿病での脚の神経痛

　神経痛でも西洋医学的治療は当然に行われているのが前提です．それでも治らない，もっとよくしたい，そんなときにぜひ漢方をトライしましょう．むしろ，あんまり期待しないでトライした結果，抜群の効果にびっくりすることもあります．エキス剤として附子末もトライ可能です．附子は四谷怪談に登場する毒，狂言「ぶす」の毒としても有名です．減毒して使用していますが，本人にとって過量投与となるとドキドキしたり，舌がしびれます．年齢を増すほど附子が飲める量は増加します．

自分の症状にはこれかな？

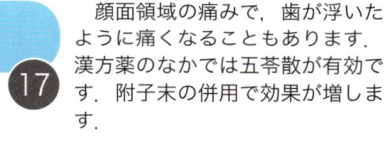

五苓散 (ごれいさん) ⑰
1包・1日3回 食前

顔面領域の痛みで，歯が浮いたように痛くなることもあります．漢方薬のなかでは五苓散が有効です．附子末の併用で効果が増します．

当帰湯 (とうきとう) ⑩②
1包・1日3回 食前

狭心症を含め胸の痛み全般に使用された漢方薬ですが，循環器疾患に漢方の出番は少なく，当帰湯はむしろ胸の神経痛に使用されます．

牛車腎気丸 (ごしゃじんきがん) ⑩⑦
1包・1日3回 食前

糖尿病のコントロールがしっかり行われていても手足のしびれや痛みがあるときにトライします．附子を増量していくと効果も増します．

注目 附子末の効果

附子は，八味地黄丸，牛車腎気丸，真武湯，麻黄附子細辛湯，桂枝加朮附湯などに含まれています．附子はトリカブトが原料です．トリカブトは人殺しにも使用されるような，また狩猟の矢に塗られるような毒薬なのですね．それを昔は使用していました．そして減毒する処置を工夫したのです．いまエキス剤として使用されている附子は当然減毒処理が施してあります．これでは人殺しは出来ません．減毒してあるので附子の副作用は，ドキドキ，ムカムカ，または舌がしびれるなどの軽いものです．そして年齢を増すほど副作用は出現しにくいのです．薬の効果を増すためにも，附子を徐々に増量していくことが実は大切です．

骨や関節，筋肉の痛みに

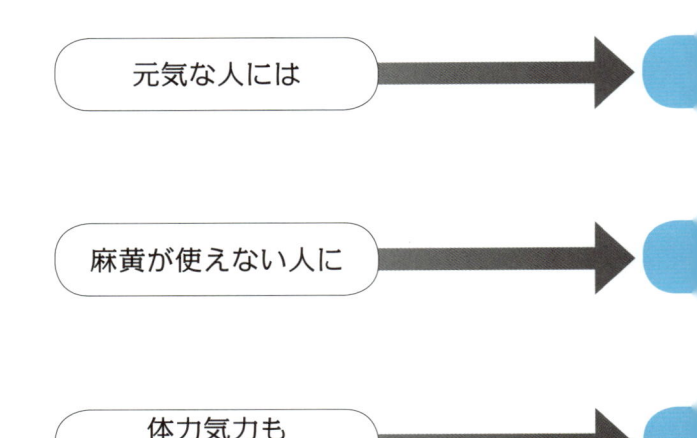

- 元気な人には
- 麻黄が使えない人に
- 体力気力も増進させたい

　漢方の痛み止めはなんといっても麻黄を含む漢方薬です．その代表格が越婢加朮湯です．西洋薬剤の鎮痛剤で十分に痛みが取れないときなど，西洋薬と併用することで効果がでます．スポーツ選手などにはまず越婢加朮湯を処方していますが，ドーピング検査には麻黄のエフェドリンが陽性に出ます．越婢加朮湯が飲めないときは麻黄を含まない桂枝加朮附湯や大防風湯がトライされますが，麻黄が含まれていないので効果が出るまでに時間がかかることがあります．また越婢加朮湯が飲めなくても，麻黄を含む薏苡仁湯が飲めることもあります．結局はそれぞれの漢方薬を飲んでみないとわかりません．

自分の症状にはこれかな？

越婢加朮湯（えっぴかじゅつとう） 28
1包・1日3回 食前

麻黄が入っています．胃腸が元気でないとムカムカします．ドキドキすることもあります．薏苡仁湯も同じように使用可能です．

桂枝加朮附湯（けいしかじゅつぶとう） 18
1包・1日3回 食前

麻黄を含まない痛み止めです．見るからに弱々しい方，越婢加朮湯を飲めなかった方にどうぞ．

大防風湯（だいぼうふうとう） 97
1包・1日3回 食前

体力気力を増す生薬（人参・黄耆）が含まれています．麻黄は入っていません．弱々しくて長く関節疾患などの痛みがある場合に．

漢方エキス剤とは

　イメージは高級インスタントコーヒーです．コーヒー豆から1回1回新しいコーヒーを作るのではなく，乾燥パウダーのような状態でパッケージに入っています．ですからお湯に溶かせばちゃんとしたコーヒーにもどるといったイメージです．エキス剤は持ち歩きにも便利で，有効期間は製造後5年（大建中湯は3年）です．もちろん健康保険が有効です．忙しいときは粉のまま口に入れて水で飲んでもいいのですが，時間があればお湯に溶かして，味わいながら飲んだ方がよいと言われています．でも僕は忙しいときは粉のままぱっと口に入れて，水で飲んでいます．

腰痛が病の人に

どんな腰痛にも
疎経活血湯 53

1包・1日3回 食前

どんな腰痛にもこれで行きましょう．腰痛だけが訴えであれば結構有効です．

効果なし

　慢性腰痛，坐骨神経痛，間歇性跛行などは重複して症状があらわれます．腰部脊柱管狭窄症などすでに診断されていることが多いのですが，もっとよくなりたいのです．疎経活血湯，牛車腎気丸，当帰四逆加呉茱萸生姜湯をいろいろな順番で試してください．結構有効なことが実感できます．併用ももちろん可能ですが，まずは1つずつ試して，それぞれが有効か無効かを実感して，その後併用しましょう．

当帰四逆加呉茱萸生姜湯 (38)

1包・1日3回食前

　歩くと脚が痛いときや冷えなどにはこちらで．また他が無効なときもこれをトライ．

or

牛車腎気丸 (107)

1包・1日3回食前

　しびれ，足の裏の違和感，坐骨神経痛もどきの訴えがあるときはこれをトライ．ともかく他2剤が無効であればトライ．

漢方薬は安全ですか？

　漢方薬は一番安全な薬剤の1つです．保険適用のエキス製剤と同じものが薬局でも実は売っています．薬局で売れるレベルぐらい安全なのですね．しかしどんな漢方薬でも副作用がでると思っておいたほうがよいです．何か変なことが起これば止めればよいのです．不調が生じたのに飲み続けることがないように配慮すれば，基本的に漢方薬は安全です．漢方薬を一服のんで死亡することはありません．1週間飲んで重篤な合併症が生じることもありません．1ヵ月妊娠を知らずに内服して流産することも，保険適用エキス製剤ではありません．一方で輸入されたものの安全性はまったくわかりません．

ぎっくり腰

どんなぎっくり腰にも

疎経活血湯（そけいかっけつとう） ㊳

＋

芍薬甘草湯（しゃくやくかんぞうとう） ㊻

**それぞれ
1包・1日3回
食前**

　芍薬甘草湯には甘草が多量に含まれています．漫然とした長期内服は避けましょう．3食毎のトライでは7日が安全です．

　腰痛の急性期に西洋医学的診断と治療は必須です．漢方薬は併用すればよいのです．併用のほうが断然楽だという人はたくさんいます．繰り返すぎっくり腰の人は自分に有効な急性期の薬剤を知っています．その薬が西洋薬であろうが，漢方薬であろうが，自分にとって有益であればいいのですよね．漢方薬も保険適用なのですから．そして重篤な副作用もまれなのですから．

自分の症状にはこれかな？

長期化
　または
　　慢性化したら

疎経活血湯 ㊿

1包・1日3回 食前

　ぎっくり腰も7日もすれば落ち着くでしょう．疎経活血湯のみをしばらく続行します．

漢方薬は何種類飲んでいい？

　有効であれば，漢方薬がいくつ重なってもよいのですが，1剤または経験的に相性のよい2剤を用いることが通例です．就寝前に便を整える意味で麻子仁丸などを別に使用することもあります．1回に4種類以上の漢方薬を飲むということは滅多にありません．西洋薬剤は合成された純物ですので，それこそ5種類，10種類の西洋薬剤を内服しても，それぞれが有効に作用します．一方で漢方薬はそれぞれが生薬の足し算の結晶ですので，あまり多くの漢方薬を飲むと生薬が多くなりすぎて訳がわからなくなります．効かなくなるのです．

膝に水が溜まる人に

どんな変形性膝関節症にも

防已黄耆湯 ⑳

1包・1日3回 食前

まずこれをトライします．しかし防已黄耆湯だけでとてもよくなったという患者さんは多くはありません．でもまずこれで．

効果なし
　または
効果が少ない

変形性膝関節症の人には，少しやせれば膝の悲鳴も少なくなるのにと思う人もいます．でもやせられないのです．こんな水太りの人は胃腸がけっこう弱いのです．つまり虚証なのです．まず越婢加朮湯なしで，やせることも少々期待して防已黄耆湯を単独でトライします．防已黄耆湯を単独でトライし，さらに効果を増したいときは越婢加朮湯の併用です．胃腸障害が心配であれば，越婢加朮湯は1/2包を朝夕からはじめて，徐々に増量し，毎食前1包1日合計3包に増量すれば安心です．またムカムカしたら中止するのであれば，最初から1日2包または3包でトライしてもよいでしょう．

自分の症状にはこれかな？

防已黄耆湯（ぼういおうぎとう） ⑳

＋

越婢加朮湯（えっぴかじゅつとう） ㉘

1/2包・1日2回食前

　麻黄剤です．越婢加朮湯を併用すると防已黄耆湯の効果が増強されます．この併用でけっこうよくなる方が多いです．しかし，胃腸の弱い方は飲めません．麻黄が飲めるかどうかは，筋肉量で推測しますが，最後は飲んでみなければわかりません．

実証用の漢方と虚証用の漢方の併用

　越婢加朮湯は麻黄を含みますので実証用（筋肉質でがっちりした体格の人）の漢方薬です．一方で防已黄耆湯は水太りの相対的に筋肉量が少ないような人（虚証）向けの漢方薬です．越婢加朮湯と防已黄耆湯の併用ということは実証用の漢方薬と虚証用の漢方薬の併用を意味します．なんだか整合性がないですね．でも水太りの人でも，越婢加朮湯が問題なく飲める人が少なくないのです．つまり飲んでみないとわからないのですね．越婢加朮湯が飲めれば断然併用したほうが有効性は高いのです．

歩くと脚が痛い

間歇性跛行と言われたら

当帰四逆加呉茱萸生姜湯 ㊳

1包・1日3回 食前

冷えを訴えるときは，まずこれをトライしましょう．

効果なし

間歇性跛行とは立ち止まっているときはまったく問題ないのに，ある一定距離を歩くと足が痛くなる症状を言います．西洋医学的には間歇性跛行であれば，腰部脊柱管狭窄症か慢性動脈閉塞かを見極めることが大切で治療方針も異なります．しかし，漢方では両方とも当帰四逆加呉茱萸生姜湯で対処可能です．そして，不思議なことに有効です．僕は血管性間歇性跛行の症状に対して当帰四逆加呉茱萸生姜湯が有効なことをトレッドミル検査（傾いたベルトコンベヤーの上を歩く検査）で科学的に立証しました．

疎経活血湯（そけいかっけつとう）

1包・1日3回食前 53

歩くと脚が痛いが主訴でも，腰痛も同じように訴えているときは有効なことがあります．他の漢方薬が無効なときはともかくトライ．

or

牛車腎気丸（ごしゃじんきがん）

1包・1日3回食前 107

しびれ，足の裏の違和感，坐骨神経痛もどきの訴えがあるときはこれをトライ．他が無効なときもトライ．

どれぐらい飲むと効果があるの？

漢方薬でも即効性のあるものもありますが，西洋医学で治らず苦労している訴えが，あっという間に消失することはまれです．基本的には4週間の処方で経過をみています．今までよりも，少しでも改善していれば気長に続行です．自分が困っている症状が少しでも改善すれば当然に続行です．少々の変化でもそれが3ヵ月，半年，1年と積み重なれば相当改善します．また，自分が困っている症状以外でも，なにか体に良いことが起こっていれば続行するのです．漢方薬は森全体（体全体）を治していきますので，良い体の変化は良い兆しです．無効なときは体の変化はまったくなにも起こりません．水を飲んでいるみたいです．

むちうちや手のしびれ

どんなむち打ち症や
頸椎症にも

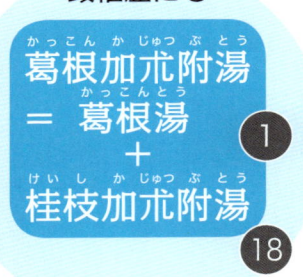

葛根加朮附湯（かっこんかじゅつぶとう）
= **葛根湯**（かっこんとう） ①
+ **桂枝加朮附湯**（けいしかじゅつぶとう） ⑱

効果なし
　または
　もっとよくなりたい

1包・1日3回
食前

　むち打ち症や頸椎症と診断されていることもあります．エキス剤の葛根加朮附湯がないときは，葛根湯と桂枝加朮附湯を併用しています．

　いわゆるむち打ち症や頸椎症と言われる病気は，整形外科で正しい治療を受けていることが前提です．整形外科で治らない場合は，「軽くなる」ことを目標にしましょう．何人かはこれで治ることもあります．西洋医学的治療と昔の知恵の併用はけっこう効果的です．葛根加朮附湯で無効なときは，桂枝茯苓丸を併用します．葛根湯に麻黄が入っていますが，比較的弱々しい方でも長期間飲めることがあります．飲めるかどうかは飲んでみないとわかりません．長期投与でムカムカすれば中止です．

自分の症状にはこれかな？

葛根加朮附湯 ＝ 葛根湯 ＋ 桂枝加朮附湯
① ＋ ⑱

桂枝茯苓丸
㉕

1包・1日3回食前

　無効時は，桂枝茯苓丸を合わせます．エキス剤の葛根加朮附湯がないときは，エキス剤が3剤となります．3剤併用は例外的ですが，この組み合わせはけっこう効果的です．少しでもよくなっていれば続行しましょう．

麻黄を含む漢方薬の長期投与も結構可能

　不思議なことに，葛根加朮附湯は結構長期間飲めます．一見，虚証と思われるような華奢な人も結構飲めるのです．不思議です．葛根湯に朮と附子が加わったものが葛根加朮附湯ですが，朮と附子が加わって長期投与に耐えられるようになるのでしょうか．ともかく飲んでみないとこれもわからないのですね．大切なことは何か起これはいつでも止めることです．漢方薬でもまれに副作用が起こることがあると思っておくことが大切なのです．その注意点だけを守れば安全で安心して使用可能です．

打ち身・打撲

どんな打撲・捻挫にも
桂枝茯苓丸 ㉕

1包・1日3回　食前

　どんな打撲・捻挫にも桂枝茯苓丸をトライします．これは，合戦時の薬としても昔から重宝されています．腫れや痛み，皮下出血が軽減します．

　桂枝茯苓丸は外傷の特効薬的位置づけです．ですから，「手術をすることになったので漢方薬をくれ」と言われると，桂枝茯苓丸と，体力・気力を増す補中益気湯を一緒にトライします．打撲や捻挫を昔は古い血の溜まりと考えたのです．西洋医学的治療がもちろん優先され，併用されます．捻挫などはむくみが遷延し問題となるケースがあり，西洋医学的治療でむくみが改善しないときは漢方薬を処方することは妙案です．通導散や治打撲一方などには大黄が含まれていますが，その大黄はその炎症を鎮める効果を期待して配合されています．

通導散(つうどうさん)

1包・1日3回食前　105

こちらは，大黄が1日量で3g，芒硝が1.8g入っており，下痢ぎみになります．便秘傾向で体格ががっちりしているときなどは，桂枝茯苓丸よりもこちらのほうが適応となります．

or

治打撲一方(ぢだぼくいっぽう)

1包・1日3回食前　89

字の如く，打撲を治す薬です．これが処方可能であれば，まずこれから処方する方法もあります．大黄が1日量で1g入っています．

漢方はなぜ空腹時に飲むの？

漢方薬は生薬の足し算の結晶です．バランスと生薬の組み合わせが大切なのですね．生薬の中には食べ物の延長のものが結構あります．山薬はやまいも，蜀椒は山椒，大棗はナツメ，陳皮はミカンの皮，冬瓜子は冬瓜の種，桂皮はシナモンです．ですから，お腹にご飯が残っているときに漢方を飲むとバランスと総和が崩れる可能性があるのですね．ですから，薬剤師の先生は食前や食間の服用を勧めます．しかしこれは建前で忙しいときなどは飲み損ねますので，そんな時は食後に飲みましょう．また漢方薬が胃にもたれるときはむしろ食後に飲めばもたれ感は楽になります．

坐骨神経痛

どんな
坐骨神経痛にも

牛車腎気丸 107

効果なし

1包・1日3回 食前

　牛車腎気丸で決まりです．4週間で少しでもよくなれば続行です．まったく変化がないときは別の漢方薬を試してみましょう．

　坐骨神経痛のような症状を持つ人は通常整形外科の先生に診てもらっています．診断も確定しています．よくなっていますが，もっとよくなりたいのです．そんなとき漢方の出番です．乱暴な言い方をすれば，当帰四逆加呉茱萸生姜湯，牛車腎気丸，疎経活血湯を1ヵ月ごとに試して，自分で一番有効と感じたものを気長に続行してもよいです．

自分の症状にはこれかな？

当帰四逆加呉茱萸生姜湯 (38)

1包・1日3回食前

歩くと脚が痛いときや冷えなどにはこちらで．また他が無効なときもこれをトライ．

or

疎経活血湯 (53)

1包・1日3回食前

ともかく腰や膝が痛いといえばこれですが，他の漢方でまったく効果がないときはトライしましょう．

併用するときにはどうするの？

明らかに相性がよい2剤を除き，できれば1剤ずつを処方し，それぞれの効果を確かめて併用することがベストです．最初から併用すると効果が減弱することもありますし，どちらが効いたのかもわかりません．遠回りのようでもそれぞれの漢方薬の自分自身への効果をしっかりと確かめて併用しましょう．漢方薬の併用が悪いのではありません．やみくもに併用すると，どの漢方薬が自分にとって有効かがわからなくなるからです．効果がある漢方薬を理解して，次にそれぞれを併用してください．

帯状疱疹と言われたら

どんな帯状疱疹後の痛みにも

麻黄附子細辛湯 127

→ 効果なし

1包・1日3回 食前

　麻黄附子細辛湯をトライしますが，徐々に附子の量を増加します．1gはすでに含有されていますが，徐々に3gまで，注意して6gぐらいまで増量します．

　帯状疱疹とは水疱瘡のウイルスが神経に潜んでおり，それが体の不調時に活発化して，神経のある領域に沿って発疹が生じる病気です．神経は左右別々ですので，片側にある領域のみに皮膚の変化がおこることが特徴です．これが長引くと発疹が治った後も痛みが残るのです．これが厄介なのですね．西洋医学的治療が無効な帯状疱疹後の痛みに漢方薬が有効なことがあります．まず麻黄附子細辛湯です．附子は減毒処理がしてありますので，総量で1日量6gぐらいまでは注意して増量すれば安全ですが，個人差があります．ドキドキ感などに注意しながら増量しましょう．

自分の症状にはこれかな？

五苓散（ごれいさん） ⑰ → **越婢加朮湯（えっぴかじゅつとう） ㉘**

1包・1日3回 食前

麻黄附子細辛湯＋附子増量が無効なときは、まったく異なる五苓散を試してみましょう．五苓散に附子を併用するとまた効果的です．補中益気湯が有効なこともあります．

1包・1日3回 食前

麻黄附子細辛湯にも麻黄が入っていますが，麻黄がたくさん含まれているこの漢方薬で痛みがとれることもあります．薏苡仁湯でも代用可能です．

麻黄附子細辛湯は一番優しい麻黄剤

麻黄は血圧を上げるエフェドリンを含みます．麻黄を含む漢方薬は痛み止めとして結構使われます．麻黄湯，越婢加朮湯，薏苡仁湯，葛根湯，小青竜湯，麻黄附子細辛湯などがありますが，麻黄附子細辛湯が一番優しい麻黄剤と呼ばれています．麻黄によるムカムカ感が生じにくいのですね．お年寄りでも結構飲めます．麻黄の量だけで言えば，麻黄附子細辛湯は1日量で4ｇ含まれています．小青竜湯の3ｇより多いのですね．でも一番優しいのです．麻黄附子細辛湯の脇役である附子と細辛が，麻黄を含むこの漢方薬を消化機能が弱い人でも飲めるような優しさを与えているのです．

尿管結石と言われたら

どんな尿管結石にも

猪苓湯（ちょれいとう） ㊵

＋

芍薬甘草湯（しゃくやくかんぞうとう） ㊻

1包・1日3回食前

　芍薬甘草湯には甘草が多量に含まれています．長期の内服は偽アルドステロン症となる危険がありますので，7日ぐらいで止めましょう．

　尿管結石に西洋医学的診断と治療は必須です．漢方薬は併用すればよいのです．芍薬甘草湯が自分の尿管結石の痛みにはよくきくという結石持ちの方もいます．また，芍薬甘草湯は自分には効かないという人もいます．自分に合った痛み止めを探すのが1番です．もちろん西洋薬が有効ならそれでよいのです．芍薬甘草湯は芍薬と甘草の2種類から成っています．構成生薬の少ない薬はすぐに効きますが，効きが悪くなることもあるといわれます．長期間の漫然とした内服には注意しましょう．芍薬甘草湯の内服で足がむくむ体質の人がいますので．

自分の症状にはこれかな？

痛みが
落ち着いた
あとは

猪苓湯
ちょれいとう
40

**1包・1日3回
食前**

尿管結石がある方は痛みがないときでも猪苓湯を飲んでいるとよいと思います．

漢方薬の構成生薬数の意味は

漢方薬は生薬の足し算です．まれに生薬1種類で漢方薬として認知されているものもあります．人参だけの独参湯，大黄だけの将軍湯，甘草だけの甘草湯などです．しかし通常は生薬の組み合わせの叡智が漢方薬ですから2種類以上の生薬から成っています．芍薬甘草湯，大黄甘草湯，桔梗湯などは2種類の生薬です．構成生薬数が少ない漢方薬はすぐに効きますが，効かなくなることもあります．一方，体質改善用の漢方薬は構成生薬数が多いです．多いものは15種類以上の生薬から成っている漢方エキス剤もあります．生薬数最大は防風通聖散で18種類です．

腸閉塞を繰り返したら

どんな繰り返す腸閉塞にも

大建中湯（だいけんちゅうとう）
100

1包・1日3回 食前

2包・1日3回 食前

1日1包3回から開始しましょう．無効なときは2包3回に増量です．便秘傾向であれば麻子仁丸を就寝前に加えましょう．

効果が少ない

　腹部手術の後遺症で，腸閉塞様症状を繰り返すときは必ず大建中湯をトライしましょう．発作の回数や入院回数が減少します．腹痛がこない程度に麻子仁丸などで便通をコントロールすることも大切です．大建中湯と桂枝加芍薬湯の併用を中建中湯とよびます．大建中湯とはまた違う切り口ですから，大建中湯の無効時は効果を発揮することもあります．桂枝加芍薬湯に水飴が入ったものが小建中湯ですが，大建中湯にすでに水飴が入っていますので，桂枝加芍薬湯と併用しましょう．小建中湯と併用してもよいです．

大建中湯 (だいけんちゅうとう) 100

＋

桂枝加芍薬湯 (けいしかしゃくやくとう) 60

1包・1日3回
食前

　大建中湯単独では無効なときは，大建中湯と桂枝加芍薬湯を併用します．経過の長いときには，実はこれがけっこう有効です．

注目 大建中湯の不思議

　大建中湯は蜀椒，人参，乾姜，膠飴から成っています．蜀椒とは山椒で，むかし蜀の国の山椒が絶品であったことから蜀椒と言われています．人参は朝鮮人参で，八百屋さんで売っている僕たちが普段食べる人参とは別物です．乾姜は蒸したショウガです．それぞれ体を温める作用がありますので，体が冷えて，お腹がすっきりせず，ガスが溜まっているようで，便通が整わない人に有効なのです．膠飴とは飴を熱してどろどろにしたものですが，エキス剤には水飴が使用されています．

肝炎になってしまったら

どんな肝炎にも

茵蔯蒿湯（いんちんこうとう） 135

＋

補中益気湯（ほちゅうえっきとう） 41

小柴胡湯の副作用が問題なければ

1包・1日3回 食前

　黄疸の聖薬といわれる茵蔯蒿湯と補中益気湯の組み合わせが第一選択としては最高．茵蔯蒿湯で下痢するときには茵蔯五苓散に変更．

　肝炎では気力も体力も弱っているので，まず補中益気湯と茵蔯蒿湯をトライします．肝炎に有効な西洋薬が揃っていますので，むしろ気力・体力を増すことが漢方の補完的役割に合っているのではと思います．茵蔯蒿湯は大黄が入っているので下痢をすることがあります．そのときは茵蔯五苓散を使用します．肝炎の初期には小柴胡湯が有効ですが，小柴胡湯には漢方エキス剤では唯一使用してはいけない状態が記載されています．①インターフェロン投与中，②肝硬変・肝がん，③慢性肝炎で血小板が 10 万 /mm^3 以下です．これが当てはまらなければ，小柴胡湯からまずトライしても問題ありません．

茵蔯蒿湯 135

＋

小柴胡湯 9

1包・1日3回 食前

　肝炎の第一選択漢方薬として多数処方された時期があります．肝炎には小柴胡湯と思っていましたが，この順番のほうが喜ばれますし，安心です．

注目　小柴胡湯による間質性肺炎

　約20年前，小柴胡湯は最も売れていた漢方薬エキス剤でした．肝炎の特効薬として認められていたのです．肝炎という病名に従って多数の小柴胡湯が処方されました．その結果，小柴胡湯が原因と思われる間質性肺炎で死亡するということが報告されました．その死亡率は2万人に1人ぐらいなのですが，実際に死亡したのですね．2万人に1人という頻度は，交通事故で死亡する確率とほぼ等しいのです．交通事故に遭うことはみんな理解していますが，当たり前のように外出してますね．それと同じ頻度と理解してください．前項の使用してはダメな状態を除けばその危険はもっともっと減少します．

喘息で苦労している人に

どんな喘息にも

麻杏甘石湯 55

＋

小柴胡湯 9

1包・1日3回 食前

西洋医学的治療は当然続行．これを飲んでいると，発作の頻度が低下し，発作のつらさが軽減します．

→ 効果なし または ドキドキ・ムカムカ するとき

　たくさんの方が喘息でつらい思いをなさっています．漢方薬で発作の頻度が低下し，重症度が軽減されればすばらしいことです．ぜひ，トライしてください．上記以外にもたくさんの選択肢があるのです．麻杏甘石湯は喘息発作時にも有効です．麻黄に含まれるエフェドリンが効くのですから当然といえば当然です．しかし麻黄だけ飲むよりも断然，麻黄と杏仁，甘草，石膏からなる麻杏甘石湯の方が有効なのです．足し算の叡智が漢方です．患者さんご本人が発作時にどの薬が自分に合っているかは，自ずと自分で漢方薬を飲んでいるうちにわかっていきます．

自分の症状にはこれかな？

柴朴湯(さいぼくとう) ⓽⓺ → 補中益気湯(ほちゅうえっきとう) ㊶

3包・1日3回 食前

小柴胡湯と半夏厚朴湯をあわせたものです．麻杏甘石湯の麻黄でドキドキ・ムカムカするときに有効です．また気持ちの持ち方で悪化する喘息には有効です．

1包・1日3回 食前

喘息で疲れている方に有効です．元気にして喘息をやっつけようという発想です．

注目　漢方薬は西洋医学の補完医療

エフェドリンは喘息発作時の西洋薬剤として今でも使用されています．そして有効です．麻黄の有効成分を解析する過程で，エフェドリンが有効物質であると判明しました．西洋薬剤は当然に使用しましょう．医師が勧める治療はしっかりと説明を聞いて，そして受け入れましょう．漢方は補完医療です．だからこそ西洋医学と併存可能なのです．喘息の発作の頻度を減らすために，西洋薬剤の使用量を減らすために，是非漢方薬を内服してください．決して，現代西洋医学の向こうを張ろうと思わないでください．それぞれ長所短所があります．それを理解して，漢方は補完医療に徹することが大切と思っています．

COPDで苦しんでいる人に

> 黄色い痰が
> たくさん出る　　　　　➡

> 疲れている　　　　　　➡

　COPDや気管支拡張症と現代医学的に言われる病気も西洋薬が優先であることは当然です．漢方は補完医療です．
　次から次から痰が出るような患者さんには清肺湯をトライです．清肺湯が飲みにくいときは滋陰至宝湯をトライしましょう．しかし呼吸器内科の管理が進歩して，痰が多い患者さんは少ないように思えます．痰は少ないが，息をするのが疲れる．酸素を吸っているのもけっこう疲れる，ボンベが重くて引くのも大変，「疲れる」というキーワードには補中益気湯です．気力が出た，歩けるようになったなど，体が徐々に変化します．他の症状も治るのが漢方の魅力と思っています．

清肺湯（せいはいとう） ⑨⓪

1包・1日3回 食前

字のごとく肺をきれいにします．西洋薬は当然続行で，これを併用しましょう．飲みにくいときは弱々しいタイプ用の滋陰至宝湯をトライしましょう．

補中益気湯（ほちゅうえっきとう） ④①

1包・1日3回 食前

息をするのも大変．酸素ボンベを引っ張るのも疲れる．痰の量はあまり多くない．ともかく疲れる．そんなときにぜひトライしましょう．

漢方薬は森全体を治します

現代医学は体の詳細がわかります．人の体を森に例えると，ヘリコプターで森を上空から観察して，病気の木がはっきりとわかるのです．その病気に対応する樹医を降ろして，そしてその木をピンポイントに，論理的に，サイエンティフィックに治療できるのです．それが現代医学です．一方で昔は森を見上げるしかありませんでした．森が何となく全体的に調子が悪い．なにかが森の中に起こっているのでしょうが，原因は不明です．そこで森全体を治そうと考えて，漢方薬という生薬のセットを編み出したのです．ですから，適切な漢方薬に巡り会うと体全体が治るという魔法のようなことが起こります．それこそが漢方の魅力です．

透析の人に

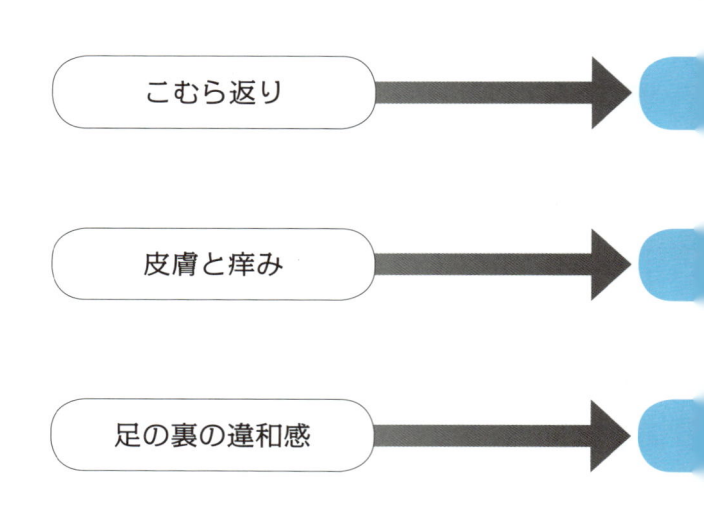

```
┌─────────────────┐
│   こむら返り    │ ━━━━━▶
└─────────────────┘


┌─────────────────┐
│   皮膚と痒み    │ ━━━━━▶
└─────────────────┘


┌─────────────────┐
│  足の裏の違和感 │ ━━━━━▶
└─────────────────┘
```

　透析中の人は足がつります．そんなときは予防的に透析前に芍薬甘草湯を飲みましょう．あまり連用すると効きが悪くなりますので，透析前だけとかに限る方が有効です．実際に足がつったときは頓服的に服用です．皮膚がカサカサして痒いときは当帰飲子を飲んでください．

　透析中の患者さんが足の裏の違和感を訴えることがあります．糖尿病などによる末梢神経障害といわれています．砂や砂利の上を歩いている感じなどと表現します．そんなときに有効です．附子を増量するとさらに有効です．

芍薬甘草湯（しゃくやくかんぞうとう）(68)

1包・1日1回
＋頓服

透析中に足がつるという人に有効です．透析前にトライしましょう．

当帰飲子（とうきいんし）(86)

1包・1日3回
食前

透析の人は皮膚がかさかさで痒みを訴えることがあります．そんなときに使用しましょう．

牛車腎気丸（ごしゃじんきがん）(107)

1包・1日3回
食前

透析中の人が足の裏の違和感を訴えることがあります．糖尿病などによる末梢神経障害といわれています．砂や砂利の上を歩いている感じなどと表現します．そんなときに有効です．附子を増量するとさらに有効です．

漢方理論　腹診・脈診・舌診

日本漢方では腹診が江戸時代に発展しました．脈診は中国の漢方では特に大切です．舌の変化も処方選択に役立ちます．しかし，これらが出来なくても処方可能です．腹診・脈診・舌診をしないからといって漢方の藪医者ではありません．ですから皆さんが腹診・脈診・舌診なしに処方を考えてもまったく問題ありません．しかし脈は診ると楽しいですよ．自分の手首に反対側の指をのせてみましょう．脈が触れます．この脈が元気なときはしっかりと，なんとなく疲れていたり，元気がないときは弱くなります．自分で試してみてください．

入院してしまったら

どんな入院にも
補中益気湯 ㊶

**1包・1日3回
食前
退院するまで**

どんな病気でも入院すれば気が滅入ります．明らかな良性疾患の入院を除いて，気力が衰える可能性があるような入院には補中益気湯をトライしましょう．

貧血や化学療法・放射線治療時

　入院するということは精神的にも落ち込むものです．数日の入院で，白内障やイボ痔，下肢静脈瘤などのよくある手術などであれば，あまり緊張することは不要です．しかし，思っていたよりも入院日数が必要であったり，比較的時間がかかる手術であったり，また結構危険を伴う手術となるともっと気が滅入りますね．そんなときは是非補中益気湯を飲んでください．闘病しようという気力が湧くのです．気力がある人のほうが，病気に対して頑張れるということが，多くの医師は経験しています．脳のポジティブな思考が実はいろいろな免疫系にも良好な影響を与えていると思っています．こんな疑問が端緒となってイグノーベル賞の研究を行いました．

十全大補湯 ㊽
じゅうぜんたいほとう

1包・1日3回
食前
退院するまで

　貧血を伴うときには十全大補湯です．抗がん剤を用いる化学療法や放射線治療では，貧血傾向となりますので，十全大補湯が好まれます．

漢方理論　気虚

　「気力がない」人はたくさんいます．「軍隊にでも入れば，ピリッとしてよくなるよな」なんて陰で言われるような人も多いでしょう．そんな，むしろ現代社会だからこそ，疲れ果てて，気力がでない状態に補中益気湯が有効なことがあるのです．そんな状態をまず気虚と定義をすれば，処方選択にもつながり，かつ今の医学で治らない人が治ることがあります．

がんになってしまったら

どんながんにも

補中益気湯 ㊶

1包・1日3回 食前

どんな気丈な方も，がんになってしまったら，気力が萎えます．そんなときに有効な処方です．病気と闘う気力を保ちましょう．

▶ 貧血

十全大補湯 ㊽

1包・1日3回 食前

がんが進行すると貧血になります．そんなときに，気力も体力も貧血も改善する目的でトライしましょう．

がんの西洋医学的治療は進歩しています．漢方の出番は補完医療です．気力・体力を増して，いろいろな訴えが少しでも楽になれば何よりです．いろいろ試してみてください．がんを漢方だけで治そうと思うことは馬鹿げています．漢方薬ががんに有効だという科学的証拠はありません．しかし，漢方薬は重篤な副作用はほとんどなく，費用も高額ではありません．試しに使用して，よければ続行という立ち位置で十分と思っています．西洋医学の足をひっぱることはありません．がんでは体を温めましょう．附子含有漢方薬や附子の追加が有効です．

自分の症状にはこれかな？

肺転移 → **人参養栄湯**(にんじんようえいとう) ⑧ → 最期まで元気に → **真武湯**(しんぶとう) ㉚ ＋ **人参湯**(にんじんとう) ㉜

人参養栄湯 ⑧

1包・1日3回 食前

肺転移をしたり，肺がんのときは，これです．肺結核のときに使用した有効処方です．

真武湯 ㉚ ＋ 人参湯 ㉜

1包・1日3回 食前

最期までなんとか元気でいられるといわれている薬です．内服ができる間は飲んでみましょう．

漢方理論　血虚

血が足りないから，現代医学で言う貧血か．たしかにそれも含まれていますが，もっと大きな概念ではと思っています．髪の毛が抜け，肌のつやが悪く，カサカサして，栄養失調のようで，気力，体力もないなんてときに，血虚と考えます．そして十全大補湯のような四物湯を含む漢方薬が有効な状態を血虚とします．そうすると，漢方処方と症状が結びつきます．四物湯を含む漢方薬は，十全大補湯のほか，芎帰膠艾湯，当帰飲子などがあります．

抗がん剤の副作用に

まず

半夏瀉心湯 ⑭

効果なし

1包・1日3回 食前

　抗がん剤のイリノテカンによる下痢に使用します．下痢に半夏瀉心湯は効きますので，イリノテカンに縛られず使用可能です．くれぐれも漢方薬だけで治そうと思わないでください．

　がんに直接作用する有効な漢方薬はありませんが，副作用には結構役に立ちます．まず，抗がん剤，特にイリノテカンという抗がん剤による下痢に半夏瀉心湯を試してください．下痢というキーワードでは，他に真武湯，人参湯，大建中湯なども有効です．困っている時は藁をも掴む気持ちです．いろいろと自分に合う漢方薬を探していきましょう．

柴苓湯（さいれいとう）

114

1包・1日3回
食前

　イリノテカンの下痢には黄芩が有用と考えられていますので，次は柴苓湯を試してください．

ほどほどの値段のものを
　この本で紹介する漢方エキス剤はすべて健康保険の適用です．医師の処方せんがあれば，びっくりするほど安価に手に入れることができます．がんに有効ないろいろな方法や薬やサプリメントが氾濫しています．インターネットや本には「わたしは○○でがんから生還した」などの個人的なコメントが氾濫しています．僕はどれを試してもらってもいいのですが，あまりにも法外な値段のものは要注意と思っています．また，西洋医学が王道であることは間違いなく，西洋医学を否定するような文言があるときも要注意ですね．海外からの輸入品は品質管理が全く不明で相当危ないものがあると知ってください．

最期まで元気に

ともかく最期まで元気でいたいときには

真武湯(しんぶとう) ㉚

＋

人参湯(にんじんとう) ㉜

1包・1日3回食前

真武湯と人参湯を一緒に飲むと茯苓四逆湯という処方に類似します．最期まで比較的元気に暮らせるといわれています．内服ができて，かつ老衰の方にはよいのではないでしょうか．

　真武湯はお年寄りの葛根湯ともよばれます．附子を含むので冷えている人に有効なのです．葛根湯は麻黄を含みますので，麻黄が飲める人では，急性発熱性疾患にも，関節の痛みにも，腹痛にも，下痢にも，肩こり，中耳炎にも効きます．真武湯はお年寄りの葛根湯的存在ですから，こちらも何にでも効く可能性があるのです．人参湯は虚弱な方の胃薬的作用もありますので，真武湯と人参湯は100歳近くまで頑張るぞと思っているようなお年寄りに結構有効です．足腰が弱くなっても，ベッドで過ごすことが多くても，漢方薬が飲めるのであれば是非トライしてください．漢方で元気に長生きしましょう．

自分の症状にはこれかな？

合う漢方薬を一緒に探して打率を上げていきましょう

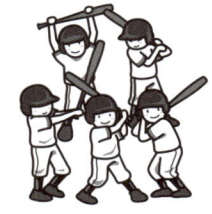

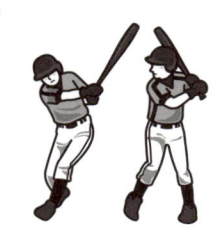

注目 漢方には用量依存性がないことも

　投与量を増したほうが有効性が増すという，一見当たり前のことが西洋薬学では大切です．用量依存性といいます．効かなければ，もっと内服量を増やせばよいという考え方です．純物として合成された西洋剤では，むしろ低濃度よりも高濃度で有効性が増さないと，薬としての臨床試験で落第となります．ところが，漢方薬には用量依存性がないことがあるのですね．それは漢方薬が純物ではないからです．いろいろな，あるときは相反する作用を持つ生薬が含まれたりもしています．ですから，内服量を減らしたほうが有効性が表れるという一見不思議なことも実際に起こりえるのですね．特に慢性下痢に真武湯を使用するときなどに経験しやすいです．

155

鼻づまりやちくのう

どんな
ちくのう症にも

葛根湯加川芎辛夷 ②

**1包・1日3回
食前**

　まず葛根湯加川芎辛夷をトライします．ちくのう症もどきに有効です．西洋医学的なちくのう症の他，鼻が通らない，鼻汁がのどに流れるなどにも OK です．

効果なし
　または
ドキドキ・ムカムカ
するとき

　学童期の子どもで，鼻に膿が溜まって，ボーッとして，集中できない，成績が悪いという場合にも効きます．葛根湯は急性期の特効薬という印象ですが，ちくのう症では葛根湯に川芎と辛夷を加えています．なかなか有効で，鼻がすっきりしますので，元気になります．長期投与をしても胃腸障害はあまり起こりません．漢方の足し算の不思議でしょうか．また葛根湯自体も長期投与で問題なく飲める人が多いですね．

辛夷清肺湯
しんいせいはいとう
(104)

1包・1日3回
食前

　体質改善を含めて試してください．葛根湯加川芎辛夷は麻黄が入っていますが，辛夷清肺湯には含まれていません．その他，小柴胡湯加桔梗石膏や荊芥連翹湯も有効なことがあります．

漢方薬の長期投与は

　昔は漢方薬の長期投与という考えはなかったと思われます．漢方薬は短期間に投与して病気を治す手段と考えられていました．生薬などの費用が高価であったことも一因でしょうが，お金に頓着しないような人でも長期に内服していたとする報告はあまりありません．近年，体質改善を含めて長期間漢方を内服するようになると安全性を気にかける声も聞かれます．僕は元気になった今でも大柴胡湯と桂枝茯苓丸を内服しています．薬の副作用は，現代医学の薬を含めて，実際は世代を超えないと詳細は判明しません．害がないものと思って僕は飲んでいます．

のどの腫れに

どんな扁桃炎にも

小柴胡湯加桔梗石膏 109

1包・1日3回 食前

桔梗と石膏はのどの痛みに有効です．小柴胡湯は経過の長い炎症に効きますので，その併用です．

桔梗湯 138

頻回の うがいを

特別に扁桃炎が痛いときには，桔梗湯を冷やして，うがいしながら飲み込みます．痛みが楽になります．

　喉の奥の，のどチンコの両側が痛いとき（扁桃炎といいます）などに使用してください．西洋医学的検査はしっかり済ませてください．桔梗湯は頓服的に使用し，小柴胡湯加桔梗石膏は気長に飲みましょう．お子さんで扁桃炎を繰り返すときは，扁桃を摘出する手術なども行われます．昔はこんな手術が出来ませんでしたので，なんとか漢方薬という手段でよくなる方法をさがしたのです．手術を行わずに昔の知恵で治れば儲けものですね．また，扁桃炎に限らず，口の中が痛いときに，のどが痛いときにも同様の漢方エキス剤で対処可能です．

鼻血で困ったら

どんな鼻出血にも
黄連解毒湯（おうれんげどくとう）

頓服

突然の鼻血に冷やして飲みます．頭を上げて，鼻を押さえておくと，出血が止まります．頻回に鼻血を繰り返すときは，もちろん耳鼻科で精査が必要です．

　鼻出血は基本的には頭を上げて鼻の付け根を押さえるなどで，止まります．子どもなどは，部屋が暑かったり，熱があるときなどに鼻出血が起きることがあります．そんなときは鼻の付け根を冷やすと止まります．鼻出血の時に寝て鼻を押さえる人もいますが，心臓からの鼻の高さを高くすることが大切ですので，座った状態で押さえてください．頭を下げれば出血が増すということはイメージできますよね．そんな対処をした上で，黄連解毒湯を飲みましょう．黄連解毒湯を温めて飲むと，かえって鼻出血が増悪することがあります．くれぐれも冷やして内服しましょう．便秘傾向の人には三黄瀉心湯です．

のどがせまいと感じたら

どんな
のどの違和感にも

半夏厚朴湯 ⑯
（はんげこうぼくとう）

効果なし

1包・1日3回
食前

のどになにかいる，のどがへばりつく，のどが狭い，食道が狭い，気管が狭い，なんとなく息苦しいなどの訴えがあるときにトライ．

「自分の言葉でどんな感じかを教えてください」と促し，しばらく聞いていると，患者さんの言葉で，のど周辺の違和感を訴えることがあります．他のことに夢中になっていると忘れることが多いです．気分が晴れないこととある程度相関します．こんなときに半夏厚朴湯が特効薬といわれています．半夏厚朴湯で治らないとき，のどの違和感の経過が長いときなどは，小柴胡湯と組み合わせた柴朴湯を試しましょう．気分が晴れるにしたがって，のどの違和感がなくなっていくこともありますし，また頓服的に半夏厚朴湯を飲んでもよいですね．香蘇散も頓服で効果があります．

柴朴湯 (さいぼくとう) ⑨⑥

1包・1日3回
食前

　半夏厚朴湯と小柴胡湯を一緒にしたものです．半夏厚朴湯が無効で，こちらが有効ということも結構あります．苓桂朮甘湯が有効なことも．

漢方理論　気うつ

　「気の巡りが悪い」という言葉は，漢方用語ではなく日常的会話として理解可能ではないでしょうか．こんな状態のときに半夏厚朴湯や香蘇散が有効なことがあります．気が晴れない，気持ちが沈む，くよくよ考える．みなさんなりの気うつを形作り，そして半夏厚朴湯や香蘇散をトライして，そんな状態が良くなれば，あれが気うつだったのかと腑に落ちればいいのです．そうすると，漢方薬と困っている状態が結びつくことになります．仮想病理概念から仮想病理概念を誘導するのではなく，今困っている状態を治すために，昔の知恵をヒントに，有効な漢方エキス剤の選択に結びつけばいいのです．

口内炎

どんな口内炎にも

桔梗湯 (ききょうとう) 138

うがいで

どんな口内炎でも有効．お湯に溶かして，冷蔵庫に入れて，頻回にうがいをしながら飲みます．氷にしてなめる方法もあります．

すぐに
治らないとき

必読　時間があればお湯に溶かして

桔梗湯は本当に美味しいです．甘草と桔梗の2種類の生薬からできています．桔梗湯を口内炎に使用するときは，桔梗湯のエキス剤を 200 mL ぐらいの水に入れて，電子レンジでチンします．そうするときれいに溶けるのです．その後，冷蔵庫に入れて今度は冷やすのです．そしてこの冷えた桔梗湯を頻回にうがいしながら飲み込んでください．これが口の中の炎症全般に有効です．黄連解毒湯は冷やして内服し，半夏瀉心湯はほかのエキス剤と同様に温かいお湯で飲むことが定石です．

作りおきはせず，その日のうちに飲みきりましょう．

自分の症状にはこれかな？

半夏瀉心湯（はんげしゃしんとう）

1包・1日3回食前 ⑭

胃もたれがあるときには著効．なくても口内炎に有効．ともかく試しましょう．

or

黄連解毒湯（おうれんげどくとう）

1包・1日3回食前 ⑮

飲んで苦くなければけっこう効きます．冷やしたほうが飲みやすいです．桔梗湯と併用でも効果があります．

漢方の飲み方

漢方エキス剤は高級インスタントコーヒーと思ってください．お湯に溶かすとコーヒーにもどるというイメージです．ですから，通常の漢方薬はできれば100〜200 mLのお湯に溶かして飲んでもらいたいのです．しかし，これは建前で，忙しいときにそんなことはできません．通常は粉を口に入れて，水で飲んで大丈夫です．黄連解毒湯や小半夏加茯苓湯は，通常，冷服といって冷やして飲みます．桔梗湯も冷服で，口内炎や扁桃炎のときにうがいをしながら飲んでもらうとさっぱりして，よく効きます．ちなみに下痢の時の真武湯はアツアツで飲みます．これを熱服と言います．

花粉症による目のかゆみ

どんなアレルギー性結膜炎にも

小青竜湯(しょうせいりゅうとう) ⑲

1包・1日3回 食前

アレルギー性結膜炎とも呼ばれます．まずこれをトライします．そして様子をみるのです．

- 効果なし
- 効果あり
- ドキドキ，ムカムカ

　眼科領域で漢方の出番が多いのはアレルギー性結膜炎です．花粉症による目の痒みです．まず小青竜湯から内服することは花粉症と同じです．有効であれば当然小青竜湯は続行．無効時は越婢加朮湯に変更です．越婢加朮湯でムカムカ感が出るときは中止です．小青竜湯でムカムカ・ドキドキ感が生じるときは苓甘姜味辛夏仁湯に変更です．辛夷清肺湯や葛根湯加川芎辛夷も次のチョイスです．眼科領域では，白内障に八味地黄丸，近視に苓桂朮甘湯を昔は使用していましたが，白内障には手術がベストです．眼精疲労に補中益気湯が効くことがあります．

越婢加朮湯(えっぴかじゅつとう)

1包・1日3回食前 ㉘

　麻黄が1日量で6g入っています．小青竜湯より強力ですが，ムカムカの頻度も高いです．

小青竜湯を続行(しょうせいりゅうとう)

1包・1日3回食前 ⑲

　抗アレルギー薬から解放されなくても，内服量が減ります．

苓甘姜味辛夏仁湯(りょうかんきょうみしんげにんとう)

1包・1日3回食前 ⑲

　小青竜湯の麻黄でムカムカするときには，こちらです．麻黄は含まれていません．

脇役が不思議な力をもつ

　小青竜湯や越婢加朮湯，葛根湯が花粉症関連に有効なのは，エフェドリンが主成分である麻黄という生薬をそれらの漢方薬が含むからと考えがちですね．実際にエフェドリンを投与すると血管は収縮し花粉症は良くなります．漢方が生き残って，そして西洋医学の補完医療として有益な理由は，脇役の存在です．苓甘姜味辛夏仁湯には麻黄はありません．なぜ効くのでしょう．五味子や細辛，そして甘草・乾姜などが頑張っています．そんな脇役が小青竜湯にも入っているので，エフェドリン単独の西洋医学的治療よりも有益なことがあるのですね．そして副作用も少ないのですね．

足がつる

どんなこむら返りにも
芍薬甘草湯
しゃくやくかんぞうとう

68

**1包・1日1回
就寝前
＋
こむら返り時
に頓服として**

通常は明け方にこむら返りは起こるので，就寝前に内服します．それでもこむら返りが起これば，頓服として1包飲みます．芍薬甘草湯は，こむら返りのほかに，ぎっくり腰，尿管結石，胃痛，生理痛，しゃっくり，下痢，夜泣きなどにも有効です．八味地黄丸も有効です．

必読

偽アルドステロン症

こむら返りには芍薬甘草湯です．芍薬と甘草の2つからなる漢方薬ですので，直ぐに効きますが，長期間漫然と飲み続けると効かなくなります．さっと飲んで，よくなれば止めましょう．芍薬甘草湯は甘草が1日量で6g入っていますので，長期にわたる1日3回の食前内服は危険です．偽アルドステロン症（浮腫，高血圧，低カリウム血症）となります．個人差がありますので，いくら飲んでも偽アルドステロン症を生じない方もいます．足がむくんできたら甘草の入っている漢方薬は中止しましょう．

下肢静脈瘤と言われたら

どんな下肢静脈瘤・深部静脈血栓症にも

桂枝茯苓丸（けいしぶくりょうがん）

25

1包・1日3回 食前

下肢静脈瘤の症状である，重い，だるいなどにぜひトライしてください．下肢静脈瘤は良性疾患ですから医療用ストッキングで手術の決心がつくまでがんばればよいのですが，それまでの症状改善に有効です．また皮膚内の毛細血管の拡張（Web type の静脈瘤）は薄くなり，または消失することがあります．深部静脈血栓症の症状にも有効です．

　下肢静脈瘤はある程度の状態になれば手術がベストです．昔は手術ができませんでしたから，症状の改善を試みました．それが桂枝茯苓丸です．そしてだるい，重い，つるなどの症状を軽くしたのです．桂枝茯苓丸は当帰芍薬散に比べて実証用の駆瘀血剤と言われます．しかし，弱々しい（虚証の）人が飲むことは少々心配ですね．僕は桂枝茯苓丸を弱々しい方に下肢静脈瘤や深部静脈血栓症であれば全員に処方しましたが，副作用はまったくありませんでした．麻黄や大黄，芒硝などが含まれている実証用の漢方薬を虚証の人が飲むと不快な作用がありますが，それ以外のエキス剤であれば問題はあまりないと思っています．

リンパ浮腫と言われたら

どんなリンパ浮腫にも

柴苓湯(さいれいとう) 114

1包・1日3回 食前

がんの手術後に,特に乳がん,子宮・卵巣がんなどのあとに,リンパ浮腫が生じることがあります.ぜひトライしてください.がんとは無関係のリンパ浮腫にも有効です.健常側と比べて腫れていて,かつ深部静脈血栓症でなければこれです.

腫れた上肢や下肢に対する大切な治療は圧迫です.弾性包帯や弾性ストッキングでしっかり圧迫しましょう.柴苓湯で元に戻ることは少ないですが,リンパ浮腫の合併症である蜂窩織炎の頻度が激減します.念のため蜂窩織炎用に抗生剤を常備しておくことも大切です.熱が出ればすぐに抗生剤の内服です.顔や体までむくんでいるときは全身の疾患が考えられます.柴苓湯で対処せず,心不全,腎不全,貧血などの可能性がありますのでしっかりと医師に相談しましょう.

自分の症状にはこれかな？

漢方川柳　その4

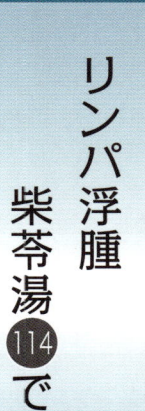

リンパ浮腫　柴苓湯 114 で　落ち着くよ

★蜂窩織炎の頻度が，なんといっても激減しますよ．患者さんが希望します．

しゃっくり

どんな しゃっくりにも

呉茱萸湯 (ごしゅゆとう) 31

1包・1日3回 食前

まず，これをトライします．やや弱々しいタイプ用ですが，まず，これから．

効果なし

しゃっくりの相談はけっこう困ります．西洋薬で著効するものはありません．まず呉茱萸湯，次に半夏瀉心湯を使用します．エキス剤をお湯に溶かした方が良いと思っています．それも水は少なめにして，50 mL くらいにして電子レンジでチンして，味を濃くしたものを飲んだ方がいいのではと思っています．民間療法では，柿のへたを煎じて飲む方法もしゃっくりに有効です．まずトライしてみましょう．

半夏瀉心湯 (はんげしゃしんとう) ⑭

1包・1日3回
食前

呉茱萸湯が無効な時に半夏瀉心湯を試しましょう．芍薬甘草湯の頓服が有効なこともあります．

漢方理論　木火土金水

「もくかどこんすい」と読みます．五行理論といって，中国の漢方では大切な理論です．木火土金水も沢山の経験から導き出された処方選択のひとつの方法です．森羅万象のすべてを5つに分類した五行理論で，五臓などとも呼ばれます．五臓は木，火，土，金，水を，肝，心，脾，肺，腎に当てはめています．個々で出現する肝，心，脾，肺，腎は現代解剖学のものとは異なります．仮想的病理概念から仮想的病理概念を結びつけ一生懸命，症状や訴えと処方を結びつけたものです．しかし，仮想病理概念から仮想病理概念の誘導をできるだけ避けるというカンタン・カンポウの立場からは，理解しにくいのです．まずは飛ばしていきましょう．

手足のほてり

どんな手足のほてりにも
八味地黄丸 (はちみじおうがん) 7

1包・1日3回 食前

まず，八味地黄丸をトライしましょう．八味地黄丸がなければ牛車腎気丸でもOKです．

効果なし

手足のほてりを西洋医学しか知らない医師に訴えてもほとんど相手にされません．そんなときに八味地黄丸をトライしましょう．これは多くの病院やクリニックに備えられています．それが無効なときは三物黄芩湯をトライです．三物黄芩湯が実はファーストチョイスなのですが，なかなか常備されていません．よくある薬で治ればそれでいいですよね．

三物黄芩湯
（さんもつおうごんとう）
121

1包・1日3回
食前

　手足のほてりの特効薬と言われていますが，あまり常備されていないので，八味地黄丸が無効なときにトライしましょう．やや苦く，八味地黄丸よりもがっちりタイプに有効ですが，使用してみないとなんともいえません．

名医ほど少ない処方で，かつ簡単な処方で治す
　漢方の勉強を始めて間もない頃，名医という人は何百処方も漢方薬を使用するのだろうと当たり前のように思っていました．西洋医学ではどんどんと新しい薬も出てきます．たくさんの薬を操れる人が名医のように思っていました．しかし漢方の名医松田邦夫先生の約束処方数は 50 です．松田邦夫先生の師匠である大塚敬節先生の晩年の約束処方数は 36 でした．名医ほど少ない処方で，かつ簡単な処方でたくさんの病気を治しています．ですから，保険適用の漢方エキス剤は現状で約 150 種類です．それらを使用すればほとんどの訴えは治療可能ということです．

のぼせ

どんなのぼせにも

加味逍遙散 ㉔

1包・1日3回 食前

　まず，これをトライしましょう．顔がぱーっと暑くなると訴えます．一方で手足が冷えるとも訴えます．いろいろな症状を訴えます．

効果なし

女神散 ㉗

1包・1日3回 食前

　のぼせに加味逍遙散が無効なときはこれで，敢えていうなら，いつも同じことに不平不満をいっているタイプです．

　のぼせは更年期障害に伴うことも多いですが，まったく閉経とは無関係に訴えることもあります．ともかくのぼせる場合にはトライしてみる価値があります．加味逍遙散，女神散，桂枝茯苓丸は主に女性用ですが，男性にも有効なことがあります．なお，女神散は女性の保険病名のみです．男性が使用するときなど少々混乱しますが安心して飲んでください．加味逍遙散，女神散，桂枝茯苓丸などが無効なときは黄連解毒湯を試しましょう．少しよいがまだまだというときは，桃核承気湯というがっちりタイプの薬が有効なことがあります．男性ののぼせにはまず黄連解毒湯をトライしてもいいですね．

自分の症状にはこれかな？

→ **桂枝茯苓丸（けいしぶくりょうがん）㉕**

効果なし

1包・1日3回 食前

のぼせに有効です．がっちりしていればこちらからまずトライしてもいいです．

→ **黄連解毒湯（おうれんげどくとう）⑮**

効果なし

1包・1日3回 食前

左の3種類は主に女性用です．男性でのぼせる場合には黄連解毒湯をトライしましょう．冷やして飲みます．男性でも左の3種が効くこともあります．

注目 ホットフラッシュ

更年期障害の1つにホットフラッシュがあります．手足は冷たいが顔はほてってしょうがないといったものです．こんなときにまず加味逍遙散を試しましょう．4週間試して少しでも改善すれば続行です．更年期障害は完全に治ることを目標とはせず，楽になることをゴールにしましょう．そんな気持ちの持ちようも大切です．狭いところが苦手になった，やる気が出なくなった，いろいろな訴えがありますが，まず加味逍遙散をトライしましょう．無効時はいろいろな処方が次に揃っているのが漢方の魅力です．いろいろトライしましょう．

海外旅行用漢方セット

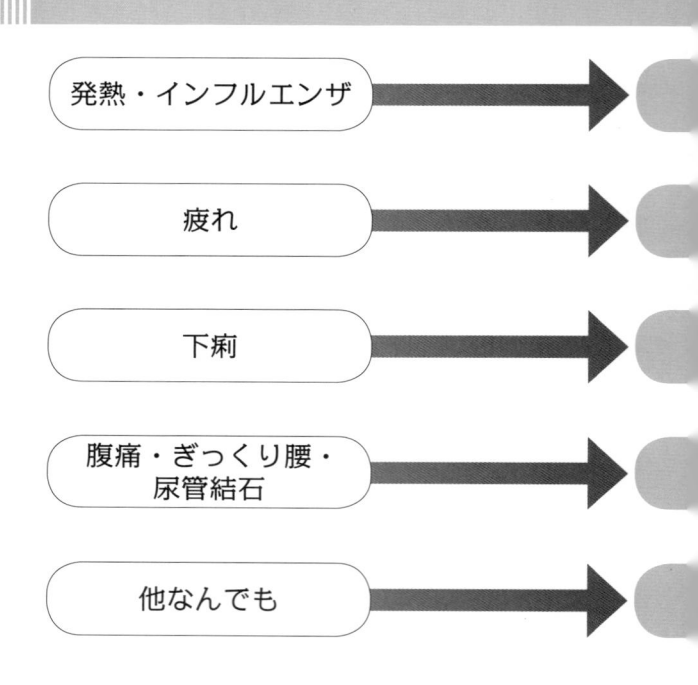

発熱・インフルエンザ　→

疲れ　→

下痢　→

腹痛・ぎっくり腰・尿管結石　→

他なんでも　→

　商社に勤務する友人に,「発展途上国への海外出張に持っていく漢方をください」と,頼まれました.西洋医学の設備が完璧ではない土地に行くときに念のため持っていきます.これ以外に,抗生剤と,日頃の内服薬は当然持参してもらいます.僕の知っている商社マンはみんながっちりタイプです.よって,麻黄湯にしています.どの麻黄剤が飲めるかは処方にとってとても大切です.心配なときは,桂枝湯,麻黄附子細辛湯,葛根湯と順に弱々しいタイプのものから考慮しましょう.

自分の症状にはこれかな？

麻黄湯（まおうとう） 27
頓服

風邪，インフルエンザに麻黄湯．整形外科疾患の痛み止めとしても．

補中益気湯（ほちゅうえっきとう） 41
頓服

ともかく疲れにはこれ．

五苓散（ごれいさん） 17
頓服

下痢，飲み過ぎ，二日酔い，暑気あたり，むくみ，頭痛に．

芍薬甘草湯（しゃくやくかんぞうとう） 68
頓服

こむら返り，腰痛，尿管結石，腹痛，下痢に．

柴胡桂枝湯（さいこけいしとう） 10
頓服

万能薬．風邪の後，気分を落ちつかせるためにも．

漢方の名前の由来　漢方薬＋漢方薬

　柴胡桂枝湯は小柴胡湯＋桂枝湯，柴朴湯は小柴胡湯＋半夏厚朴湯，柴苓湯は小柴胡湯＋五苓散です．猪苓湯合四物湯は字の如く猪苓湯＋四物湯です．他にも漢方薬の併用は歴史的にいろいろあります．保険適用エキス剤の中で，最初から漢方薬と漢方薬を合わせたものがすでに存在しているということで，相性のいい漢方薬であれば，それぞれのエキス剤を飲めばいいのですが，粉の量が増えます．一緒に煎じる過程が大切であれば小柴胡湯エキス＋桂枝湯エキスは柴胡桂枝湯エキスとは異なるかもしれません．

認知症にも

どんな認知症にも

抑肝散(よくかんさん)

1包・1日3回 食前

54

認知症と診断されていたり、アリセプト®がすでに処方されている人に有効です。とくに認知症に伴って生じる攻撃的行動や怒りやすさを鎮める効果があります。

　認知症の人には抑肝散が有効です．特に攻撃的な性格や，簡単に怒り出す状態が緩和されます．介護をしている人にむしろ喜ばれる漢方薬です．漢方薬は足し合わせると効果が薄れることがあります．他の症状や訴えがあるときは，そちらの漢方処方を優先しましょう．他に処方する漢方薬がないときは，認知症というキーワードで抑肝散です．アリセプト®などの認知症の進行予防薬を内服しているときは抑肝散を飲みましょう．

漢方川柳　その5

認知症
介護が楽に
抑肝散 54

★認知症による攻撃性が減り，家族や介護職員の精神的負担が軽減しますよ．

おわりに

　この本は，一般の方が気軽に，そして医師と相談しながら，自分に適切な漢方薬を探していくための本です．西洋医が現代医学の補完医療として健康保険適用である漢方エキス剤を患者さんと対話をしながら使用するというモダン・カンポウの考え方で書かれています．

　医師の処方せんがあれば漢方は安価に手に入れられます．一方で，医師の処方せんがなくても少々値段が高額となりますが，薬局で，場合によってはインターネットでも購入可能です．値段は約10倍と思ってください．自分に最適な漢方薬を知った後に，そのような手段で例外的に購入することは致し方ないでしょうが，基本は漢方に好意的な医師を職場や自宅の近くに見つけて，そこでいろいろな訴えや症状の相談をして，一緒に適切な漢方薬を探すことを楽しんでください．

　漢方薬は体全体を治します．現代医学では病気とは言われないが何となく調子が悪い，いわゆる未病という状態も改善します．その結果，西洋薬剤のお世話になる頻度が減り，また西洋薬剤の総内服量が少なくなります．つまり，年々高騰する医療費の抑制に有効なのです．

　みなさんがよりよい健康状態を維持するためにモダン・カンポウという立ち位置が貢献できれば本当に嬉しいのです．本書を作成するに当たりお世話になりました株式会社ツムラの野村貴久様に御礼申し上げます．また自らこの本のプロデュースに始まり詳細なチェックまでしていただいた新興医学出版社林峰子社長，尾島紀子様に深謝申し上げます．

2015年6月吉日

新見　正則

★待合室にモダン・カンポウのポスターを貼って，診察待ちの患者さんに本書で予習してもらいませんか？
ご希望の先生にはポスターを実費にてお分けいたします．
ご連絡は小社営業部（info@shinkoh-igaku.jp）まで．

参考文献

1) 松田邦夫，稲木一元：臨床医のための漢方［基礎編］．カレントテラピー，東京，1987．
2) 大塚敬節：大塚敬節著作集　第1巻〜第8巻別冊．春陽堂書店，東京，1980-1982．
3) 大塚敬節，矢数道明，清水藤太郎：漢方診療医典．南山堂，東京，1969．
4) 大塚敬節：症候による漢方治療の実際．南山堂，東京，1963．
5) 稲木一元，松田邦夫：ファーストチョイスの漢方薬．南山堂，東京，2006．
6) 大塚敬節：漢方の特質．創元社，大阪，1971．
7) 大塚敬節：漢方と民間薬百科．主婦の友社，東京，1966．
8) 大塚敬節：東洋医学とともに．創元社，大阪，1960．
9) 大塚敬節：漢方ひとすじ：五十年の治療体験から．日本経済新聞社，東京，1976．
10) 松田邦夫：症例による漢方治療の実際．創元社，大阪，1992．
11) 日本医師会 編：漢方治療のABC：日本医師会雑誌臨時増刊号108（5）．東京，1992．
12) 大塚敬節：歌集杏林集．香蘭詩社，東京，1940．
13) 三潴忠道：はじめての漢方診療十五話．医学書院，東京，2005．
14) 花輪壽彦：漢方診療のレッスン．金原出版，東京，1995．
15) 松田邦夫：巻頭言：私の漢方治療．漢方と最新治療 13（1）：2-4，世論時報社，東京，2004．
16) 新見正則：本当に明日から使える漢方薬．新興医学出版社，東京，2010．
17) 新見正則：西洋医がすすめる漢方．新潮社，東京，2010．
18) 新見正則：プライマリケアのための血管疾患のはなし　漢方診療も含めて．メディカルレビュー社，東京，2010．

参考資料

1) 株式会社ツムラ：TSUMURA KAMPO FORMULATION FOR PRESCRIPTION ツムラ 医療用漢方製剤．ツムラ，東京，2009 年 9 月制作．
2) 秋葉哲生：洋漢統合処方からみた漢方製剤保険診療マニュアル（ポケット版）．ツムラ，東京，2006．
3) 長谷川弥人，他 編：漢方製剤活用の手引き──証の把握と処方鑑別のために──．ツムラ，東京，1998．
4) 株式会社ツムラ：KAMPO STUDY NOTEBOOK．ツムラ，東京，2007 年 3 月制作．

索引

あ

安中散 5（あんちゅうさん）……31
茵蔯蒿湯 135（いんちんこうとう）……41, 140, 141
温経湯 106（うんけいとう）……38
温清飲 57（うんせいいん）……43
越婢加朮湯 28（えっぴかじゅつとう）……3, 119, 125, 135, 165
黄連解毒湯 15（おうれんげどくとう）……11, 22, 46, 72, 159, 163, 175
乙字湯 3（おつじとう）……86, 87

か

葛根加朮附湯（かっこんかじゅつぶとう）……128, 129
葛根湯 1（かっこんとう）……52, 115, 128, 129
葛根湯加川芎辛夷 2（かっこんとうかせんきゅうしんい）……156
加味帰脾湯 137（かみきひとう）……10
加味逍遙散 24（かみしょうようさん）……12, 21, 27, 75, 82, 95, 174
甘麦大棗湯 72（かんばくたいそうとう）……107
桔梗湯 138（ききょうとう）……158, 162
芎帰膠艾湯 77（きゅうききょうがいとう）……96
荊芥連翹湯 50（けいがいれんぎょうとう）……37, 43
桂枝加芍薬大黄湯 134（けいしかしゃくやくだいおうとう）……24, 33
桂枝加芍薬湯 60（けいしかしゃくやくとう）……32, 139
桂枝加朮附湯 18（けいしかじゅつぶとう）……63, 119, 128, 129
桂枝加竜骨牡蛎湯 26（けいしかりゅうこつぼれいとう）……91, 92
桂枝湯 45（けいしとう）……55, 99
桂枝茯苓丸 25（けいしぶくりょうがん）……87, 103, 129, 130, 167, 175
桂枝茯苓丸加薏苡仁 125（けいしぶくりょうがんかよくいにん）……37, 39
香蘇散 70（こうそさん）……5, 56
牛車腎気丸 107（ごしゃじんきがん）
……62, 80, 88, 89, 91, 117, 121, 127, 132, 147
呉茱萸湯 31（ごしゅゆとう）……112, 113, 170
五苓散 17（ごれいさん）……6, 23, 49, 67, 109, 113, 115, 117, 135, 177

さ

柴胡加竜骨牡蛎湯 12（さいこかりゅうこつぼれいとう）‥13, 73, 74, 83, 91
柴胡桂枝湯 10（さいこけいしとう）……13, 51, 53, 111, 177

柴朴湯 ❾⓺ (さいぼくとう) ････････････････････････････････ 75, 143, 161
柴苓湯 ⓮ (さいれいとう) ･･･････････････････････････････････ 153, 168
三物黄芩湯 ⓯ (さんもつおうごんとう) ･･････････････････････････ 173
炙甘草湯 ❻❹ (しゃかんぞうとう) ･･･････････････････････････････････ 74
芍薬甘草湯 ❻❽ (しゃくやくかんぞうとう) ･･･ 106, 122, 136, 147, 166, 177
十全大補湯 ❹❽ (じゅうぜんたいほとう) ･･････････････････････ 71, 149, 150
十味敗毒湯 ❻ (じゅうみはいどくとう) ････････････････････････ 40, 41, 42
小建中湯 ❾❾ (しょうけんちゅうとう) ･･････････････････････ 104, 109, 110
小柴胡湯 ❾ (しょうさいことう) ･･････････････ 17, 27, 59, 61, 141, 142
小柴胡湯加桔梗石膏 ⓱ (しょうさいことうかききょうせっこう) ･･･････ 158
小青竜湯 ❶❾ (しょうせいりゅうとう) ･･･････････････････ 2, 3, 49, 164, 165
小半夏加茯苓湯 ㉑ (しょうはんげかぶくりょうとう) ･････････････････ 99
消風散 ㉒ (しょうふうさん) ･･････････････････････････････････････ 43
辛夷清肺湯 ⓴ (しんいせいはいとう) ･････････････････････････････ 157
参蘇飲 ❻❻ (じんそいん) ･･･････････････････････････････････････ 57
真武湯 ㉚ (しんぶとう) ･･････････････････････ 21, 28, 29, 65, 69, 151, 154
清上防風湯 ❺❽ (せいじょうぼうふうとう) ･････････････････････････ 36
清暑益気湯 ⓰ (せいしょえっきとう) ･･･････････････････････････････ 7
清心蓮子飲 ⓫ (せいしんれんしいん) ･･･････････････････････････ 89
清肺湯 ❾⓪ (せいはいとう) ･･･････････････････････････････････ 145
疎経活血湯 ❺❸ (そけいかっけつとう) ････････････ 120, 122, 123, 127, 133

た

大黄甘草湯 ❽❹ (だいおうかんぞうとう) ･･･････････････････････ 25
大建中湯 ❿❿ (だいけんちゅうとう) ･･･････････････ 27, 29, 34, 138, 139
大柴胡湯 ❽ (だいさいことう) ････････････････････････････ 13, 77
大防風湯 ❾❼ (だいぼうふうとう) ･･････････････････････････ 119
治打撲一方 ❽❾ (ぢだぼくいっぽう) ･････････････････････････ 131
治頭瘡一方 ❺❾ (ぢづそういっぽう) ･････････････････････････ 45
釣藤散 ❹❼ (ちょうとうさん) ････････････････････････ 67, 80, 115
猪苓湯 ❹⓪ (ちょれいとう) ････････････････････････ 84, 136, 137
猪苓湯合四物湯 ⓬ (ちょれいとうごうしもつとう) ･･････････････ 85
通導散 ⓭ (つうどうさん) ････････････････････････････････ 131
桃核承気湯 ❻❶ (とうかくじょうきとう) ･･････････････ 25, 95, 103

184

索　引

当帰飲子 ㊆ (とうきいんし) ……………………………… 45, 147
当帰四逆加呉茱萸生姜湯 ㊳ (とうきしぎゃくかごしゅゆしょうきょうとう)
　　　　　　　　　　　　　　　　　　…………… 14, 20, 121, 126, 133
当帰芍薬散 ㉓ (とうきしゃくやくさん) ………… 67, 97, 100, 101, 103, 115
当帰湯 ⑩² (とうきとう) ………………………………………… 117

な

女神散 ㊻ (にょしんさん) …………………………………… 82, 174
人参湯 ㉜ (にんじんとう) ……………………… 28, 29, 31, 151, 154
人参養栄湯 ⑩⁸ (にんじんようえいとう) …………………………… 151

は

麦門冬湯 ㉙ (ばくもんどうとう) ……………………………… 60, 61, 99
八味地黄丸 ⑦ (はちみじおうがん) …………………………… 105, 172
半夏厚朴湯 ⑯ (はんげこうぼくとう) ……………………………… 160
半夏瀉心湯 ⑭ (はんげしゃしんとう) ……………………… 30, 152, 163, 171
半夏白朮天麻湯 ㊲ (はんげびゃくじゅつてんまとう) ……………… 65, 68
白虎加人参湯 ㉞ (びゃっこかにんじんとう) ………………………… 15, 47
防已黄耆湯 ⑳ (ぼういおうぎとう) ……………………………… 78, 124, 125
防風通聖散 ㊷ (ぼうふうつうしょうさん) ……………………………… 76
補中益気湯 ㊶ (ほちゅうえっきとう)
　　…… 5, 7, 9, 16, 18, 55, 70, 79, 111, 140, 143, 145, 148, 150, 177

ま

麻黄湯 ㉗ (まおうとう) ……………………………… 19, 50, 109, 177
麻黄附子細辛湯 ⑫⁷ (まおうぶしさいしんとう) ……… 49, 54, 55, 63, 134
麻杏甘石湯 ㊺ (まきょうかんせきとう) ………………… 58, 59, 61, 142
麻子仁丸 ⑫⁶ (ましじんがん) ……………………………………… 24

や

抑肝散 ㊺ (よくかんさん) …………………………… 11, 83, 94, 107, 178

ら

六君子湯 ㊸ (りっくんしとう) …………………………………… 5, 8, 110
竜胆瀉肝湯 ㊼ (りゅうたんしゃかんとう) ……………………………… 45, 89
苓甘姜味辛夏仁湯 ⑪⁹ (りょうかんきょうみしんげにんとう) ………… 3, 165
苓桂朮甘湯 ㊴ (りょうけいじゅつかんとう) ……………………………… 64

【著者略歴】

新見 正則（にいみ まさのり） Masanori Niimi, MD, DPhil, FACS

1959 年生まれ	
1985 年	慶應義塾大学医学部卒業
1993 年～1998 年	英国オックスフォード大学医学部博士課程留学 移植免疫学で Doctor of Philosophy（DPhil）取得
1998 年～	帝京大学医学部に勤務
2002 年	帝京大学外科准教授
2013 年	イグノーベル医学賞

帝京大学医学部外科准教授，アメリカ外科学会フェロー（FACS），愛誠病院下肢静脈瘤センター顧問，愛誠病院漢方外来統括医師．

専門
血管外科，移植免疫学，漢方医学，労働衛生コンサルタント，日本体育協会認定スポーツドクター，セカンドオピニオンのパイオニアとしてテレビ出演多数．漢方医学は松田邦夫先生（東京大学医学部昭和 29 年卒）に学ぶ．

著書
下肢静脈りゅうを防ぐ・治す，講談社，2002．西洋医がすすめる漢方，新潮社，2010．患者必読，朝日新聞出版，2014．（以下いずれも新興医学出版社）本当に明日から使える漢方薬，2010．フローチャート漢方薬治療，2011．リラックス外来トーク術 じゃぁ，死にますか，2011．じゃぁ，そろそろ運動しませんか？ 西洋医学と漢方の限界に気がつき，トライアスロンに挑戦した外科医の物語，2011．簡単モダン・カンポウ，2011．じゃぁ，そろそろ減量しませんか？ 正しい肥満解消大作戦，2012．鉄則モダン・カンポウ，2012．症例モダン・カンポウ，2012．飛訳モダン・カンポウ，2013．フローチャート漢方薬治療 2，2014．3 秒でわかる漢方ルール，2014 ほか
iPhone アプリ：フローチャート漢方薬治療も絶賛販売中！

第 2 刷	2018 年 5 月 28 日
©2015	第 1 版発行	2015 年 6 月 25 日

患者さんのための フローチャート漢方薬

（定価はカバーに表示してあります）

	著者　　　　　新　見　正　則
検印省略	発行者　　　　　林　　　峰　子
	発行所　　株式会社 新興医学出版社 〒113-0033　東京都文京区本郷6丁目26番8号 電話　03(3816)2853　　FAX　03(3816)2895

印刷　三報社印刷株式会社　　ISBN978-4-88002-190-4　　郵便振替　00120-8-191625

- 本書の複製権・翻訳権・上映権・譲渡権・公衆送信権（送信可能化権を含む）は株式会社新興医学出版社が保有します．
- 本書を無断で複製する行為（コピー，スキャン，デジタルデータ化など）は，著作権法上での限られた例外（「私的使用のための複製」など）を除き禁じられています．研究活動，診療を含み業務上使用する目的で上記の行為を行うことは大学，病院，企業などにおける内部的な利用であっても，私的使用には該当せず，違法です．また，私的使用のためであっても，代行業者等の第三者に依頼して上記の行為を行うことは違法となります．
- **JCOPY**〈出版者著作権管理機構 委託出版物〉
本書の無断複製は著作権法上での例外を除き禁じられています．複製される場合は，そのつど事前に，出版者著作権管理機構（電話 03-3513-6969，FAX03-3513-6979，e-mail : info@jcopy.or.jp）の許諾を得てください．